CONSEILS INTIMES DE MON DOCTEUR

Dr Louis GENEST
de la Faculté de Médecine de Paris

Comment
PRÉVENIR et GUÉRIR
LES

MALADIES DES ENFANTS

Accroître leur robustesse
Favoriser leur croissance
Enrayer la maladie dès le début

Guide moderne selon les plus récentes méthodes

HYGIÈNE DE LA PREMIÈRE, MOYENNE ET GRANDE ENFANCE. — SOINS AUX NOUVEAU-NÉS. — ALLAITEMENT AU BIBERON. — ALLAITEMENT AU SEIN. — ALLAITEMENT MIXTE. — ALLAITEMENT PAR NOURRICE. — LA CROISSANCE. — LA DENTITION. — MALFORMATIONS CONGÉNITALES. — LES ENFANTS DÉBILES ET MALVENUS. — RACHITISME. — DÉVIATIONS DES OS. — MAL DE POTT. — COXALGIE. — VÉGÉTATIONS. — ASTHME. — COQUELUCHE. — FIÈVRES ÉRUPTIVES. — LA VACCINATION. — COMMENT SOIGNER LES ENFANTS MALADES. — COMMENT ÉVITER LES MALADIES AUX ENFANTS

▽ ▽ ▽

M. DROUIN, Éditeur
20, RUE DE LA VICTOIRE, 20
(PARIS 9e)

Comment Prévenir et Guérir

LES

MALADIES DES ENFANTS

CONSEILS INTIMES DE MON DOCTEUR

Dr Louis GENEST
de la Faculté de Médecine de Paris

Comment
PRÉVENIR et GUÉRIR
LES

MALADIES DES ENFANTS

Accroître leur robustesse
Favoriser leur croissance
Enrayer la maladie dès le début

Guide moderne selon les plus récentes méthodes

HYGIÈNE DE LA PREMIÈRE, MOYENNE ET GRANDE ENFANCE. — SOINS AUX NOUVEAU-NÉS. — ALLAITEMENT AU BIBERON. — ALLAITEMENT AU SEIN. — ALLAITEMENT MIXTE. — ALLAITEMENT PAR NOURRICE. — LA CROISSANCE. — LA DENTITION. — MALFORMATIONS CONGÉNITALES. — LES ENFANTS DÉBILES ET MALVENUS. — RACHITISME. — DÉVIATIONS DES OS. — MAL DE POTT. — COXALGIE. — VÉGÉTATIONS. — ASTHME. — COQUELUCHE. — FIÈVRES ÉRUPTIVES. — LA VACCINATION. — COMMENT SOIGNER LES ENFANTS MALADES. — COMMENT ÉVITER LES MALADIES AUX ENFANTS

▽ ▽ ▽

M. DROUIN, Éditeur
20, RUE DE LA VICTOIRE, 20
(PARIS 9e)

TABLE DES MATIÈRES

CHAPITRE PREMIER

Hygiène et maladies du premier âge.

Les conditions et l'évolution des maladies ne sont pas les mêmes selon les sexes et les différents âges de la vie.

Un enfant, un adulte, ou un vieillard, du sexe masculin ou du sexe féminin, ne réagissent pas de même devant des causes morbides identiques.

Sans doute, il n'y a pour ainsi dire presque pas de maladies spéciales aux enfants, il n'en est pas moins vrai que ceux-ci présentent des formes très différentes de celles de l'adulte pour une même affection. Les traitements ne sont pas les mêmes. Bref, le besoin s'est montré de médecins spécialisés, qu'on appelle des *pédiâtres*, qui se sont consacrés à étudier les conditions particulières de santé de l'enfance selon les règles de la *pédiâtrie*.

Il y a dans l'enfance plusieurs périodes. On distingue en pratique : le *nouveau-né;* depuis la naissance jusqu'à sept à huit jours.

Le petit enfant, encore appelé *nourrisson* et *bébé*, depuis le huitième jour jusqu'à la fin du trentième mois. Pendant cette période, on distingue le temps de l'*allaitement* jusque vers neuf mois et le temps du *sevrage*.

Le moyen enfant, du trentième mois jusqu'à l'âge de six ans.

Le grand enfant, de six ans à douze ou quinze ans.

A partir de douze ou quinze ans, c'est la période de la *puberté* qui se continue, sans ligne de démarcation bien précise, avec la *jeunesse* ou l'*adolescence*. La puberté est une période assez longue, pendant laquelle les enfants des deux sexes subissent des transformations physiques et morales en rapport avec le développement et l'éveil de l'activité des organes sexuels.

La loi, par le Code civil français, fixe la puberté, c'est-à-dire l'âge nubile permettant le mariage sous certaines conditions, à quinze ans pour les filles et dix-huit ans pour les garçons.

Chez le nouveau-né, il y a pendant quelques temps encore quelques vestiges de la vie intra-utérine, c'est-à-dire de cette vie inconsciente, végétative, de l'enfant dans le sein maternel.

Le nouveau-né, au cours de son développement embryonnaire est exposé à des maladies provenant de sa mère ou à des accidents. Il présente en naissant des malformations, des anomalies qui sont dites *congénitales*.

En pareil cas, trois alternatives se présentent :

Les anomalies sont incompatibles avec l'existence et la mort ne tarde pas; ou il y a une survie plus longue; ou enfin la survivance est sans limite, tout au moins jusqu'à l'âge de la puberté, car il est bien rare qu'un sujet anormal atteigne l'âge adulte.

A part, les malformations congénitales, il y a dans l'enfance des conditions de vie bien spéciales.

L'enfant est porteur d'organes éphémères disparaissant avec l'âge et dont les fonctions, pour être mal connues, n'en semblent pas moins très importantes : le *thymus* par exemple.

Pendant un temps plus ou moins long, les dents et les poils font défaut, mais surtout les organes génitaux n'ont aucune activité apparente.

Le petit être, qui deviendra un sujet humain, se développe, il est en proie au mystérieux travail de la croissance. Tous ses organes sont en plein travail, il y a une suractivité des phénomènes de la nutrition, de l'assimilation qui l'emportent sur ceux de la désassimilation. Il en résulte une grande consommation de chaleur animale. A cet âge, on observe une température très élevée pour la moindre cause susceptible d'éveiller la fièvre; mais aussi, dans les états infectieux, une température basse est fréquente.

L'enfant présente un terrain vierge de toute maladie acquise. Il n'est pas encore immunisé par certaines maladies infectieuses ou par les conditions mêmes de son existence, par contre il se ressent fortement des caractères morbides héréditaires transmis par ses parents.

Son système nerveux très sensible, réagit avec force, souvent pour peu de chose, c'est l'âge des *convulsions*.

Le pouls est normalement plus rapide que chez l'adulte.

Le tube digestif, appelé à fournir aux exigences d'un organisme en formation, est contraint à une activité peut-être encore plus grande que les autres organes. D'autre part, l'enfant n'a pas conscience de la portée de ses gestes, il met à sa bouche, et avale souvent, toutes sortes de germes infectieux. La nourriture du nourrisson comporte du lait bien souvent souillé. Les diarrhées, le choléra infantile sont particulièrement graves chez les nourrissons.

A cet âge, la tuberculose se contracte surtout par l'intestin.

Le système lymphatique et les ganglions possèdent toute leur force, aussi les réactions ganglionnaires (ce que le public appelle des *glandes*) sont particulièrement vives chez l'enfant.

Enfin, la croissance incessante prédispose aux maladies des os.

L'organisme du jeune être n'a pas les mêmes moyens de défense que l'adulte.

La peau est plus fragile, d'où la fréquence des éruptions et des maladies cutanées.

Les muqueuses sont moins résistantes.

Le sang n'a pas non plus les mêmes caractères.

De tout cela découlent un certain nombre de notions qu'il faut répandre dans le public et surtout qu'on doit apprendre aux mères.

L'abaissement de la natalité en France est une cause de graves soucis pour tous ceux qui observent et qui ont à cœur la prospérité de leur patrie.

Jusqu'à présent, la France s'était trouvée dans la situation unique d'un pays florissant qui se dépeuple, chez qui les décès surpassent les naissances, pendant que les autres pays accusent chaque année un gain.

Des statistiques, dressées avant la guerre, notamment celles de Bertillon, signalaient déjà que, pour que la France se maintienne à son rang sans même espérer un bénéfice quelconque, il lui manquait chaque année la naissance de 450.000 futurs citoyens.

Aujourd'hui, malgré le retour à la Patrie de nos deux provinces sœurs, l'Alsace et la Lorraine, il nous faut un gros effort si nous voulons reprendre notre place de première nation d'Europe occidentale.

Rien qu'en France, nous accusons pour la dernière guerre, plus de deux millions de morts parmi les éléments jeunes et vigoureux de notre race. Ce chiffre est inférieur à la réalité car il se rapporte aux pertes éprouvées sur les sujets existants, mais il oublie de mentionner le déficit dû au défaut de naissances.

Un savant danois : Döring, a démontré que la France était, de toutes les nations belligérantes, celle qui, proportionnellement à sa population, avait mis sous les armes le plus grand nombre d'hommes; environ 36 0/0 alors que l'Allemagne n'a mobilisé que 35 0/0, l'Italie 29 0/0, l'Angleterre 26 0/0, etc.

Si la Serbie tient la tête au point de vue de la proportion des morts, il se trouve qu'en ajoutant le déficit des naissances au total des décès, la France vient en tête et a perdu en réalité trois millions trois cent quarante mille citoyens.

La proportion des femmes par rapport aux hommes a augmenté sensiblement.

Mais ce serait sortir de notre sujet que de s'étendre sur cet intéressant problème de la natalité.

A défaut des naissances qu'il est bien difficile de provoquer, peut-on tout au moins s'efforcer de conserver les enfants qui sont venus au monde.

Le but de cet ouvrage est d'apprendre aux mères surtout, comment elles doivent élever leurs enfants, comment elles doivent les soigner pour conserver ces jeunes existences plus précieuses que jamais.

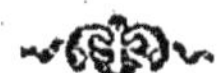

CHAPITRE II

Soins aux nouveau-nés

Sitôt qu'il a quitté le sein maternel, l'enfant doit être déposé sur le lit entre les cuisses de sa mère en prenant garde, de lui rien laisser toucher de sale.

Avant de procéder à tout autre soin, il faut d'abord nettoyer les yeux du bébé, avec un morceau de gaze stérilisée ou d'ouate hydrophile stérilisée, trempée dans de l'eau bouillie tiède.

Dans notre ouvrage de cette collection intitulé *Nouveau Traité pratique des maladies vénériennes* nous avons expliqué longuement qu'un grand nombre de femmes portaient, même sans le savoir, au sein de leur cavité sexuelle, un nombre considérable de microbes dangereux. En traversant cette cavité l'enfant emplit ses yeux de diverses mucosités farcies de microbes et, par crainte de voir se développer une ophtalmie purulente, cause habituelle de la cécité, il faut tout de suite nettoyer les yeux, comme nous l'avons dit, puis instiller dans chaque œil un liquide antiseptique.

Aujourd'hui, suivant la méthode indiquée par Crédé, on met entre les paupières écartées une goutte d'une solution de nitrate d'argent à 1/50. Cette précaution est tellement importante qu'on peut la voir transcrite sur les livrets de mariage.

A défaut de nitrate d'argent, on mettra des gouttes de jus de citron frais ou de bon vinaigre.

Ceci fait, on regarde si le cordon ombilical, qui relie encore l'enfant à sa mère, n'est plus animé de battements, s'il est un peu ramolli, et alors on procède à sa section.

Il faut lier le cordon avec une forte soie plate tressée, stérilisée ou du fil de Bretagne; au besoin du fil de couturière pourvu qu'il soit gros, solide et qu'on ait pris soin de le faire bouillir vingt minutes pour le stériliser.

Avec le fil choisi, on entoure le cordon par une anse que l'on ferme par un nœud de chirurgien serré d'un coup sec. Cette ligature doit être placée

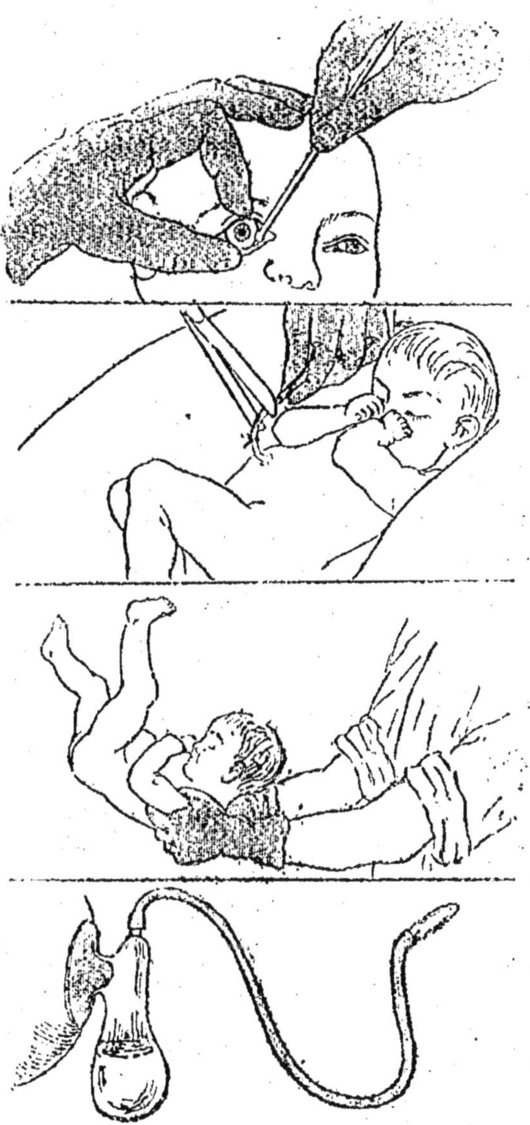

1. Instillation dans l'œil. — 2. Section du cordon ombilical. —
3. Procédé de Schultze. — 4. Pour former les bouts du sein.

à environ deux ou trois centimètres au-dessus du point où le cordon s'implante dans l'ombilic de l'enfant. Quand le lien est serré, on coupe le cordon un peu au-dessus de la ligature, avec des ciseaux stérilisés; inutile de lier le bout en rapport avec le sein maternel.

Ceci fait, on prend l'enfant, on l'entoure dans des serviettes de toile fine, chaudes, on l'enveloppe dans une bonne couverture de laine légère et chaude et on le met sur un oreiller, placé sur une table, afin de pouvoir s'occuper de la mère.

On ne doit pas craindre de mettre le nouveau-né *sur une table* ou une commode, calé dans un oreiller, il ne risque rien; par contre, il ne faut pas le placer sur un fauteuil ou une chaise, car il est arrivé, plus souvent qu'on ne croit, que dans un moment d'inattention, quelqu'un se soit assis dessus.

Parmi les maladies les plus redoutables pour les nouveau-nés il faut placer l'*érysipèle du cordon.* Lorsque, pour une raison quelconque, la la plaie du cordon ombilical sectionné sert de point d'implantation à certains microbes, notamment aux streptocoques, il se développe une infection locale qui tend à envahir tout l'abdomen, puis le corps, de proche en proche, et qui est presque fatalement mortelle. C'est cela, l'érysipèle du cordon, maladie qui compte tant de victimes et qui devient de plus en plus rare depuis que l'on a pris la bonne habitude de soigner les enfants comme je vais dire.

Au moment de procéder à la première toilette du nouveau-né, il faut se placer en bonne lumière, dans une pièce chaude (la chambre où a lieu l'accouchement), puis on étend l'enfant sur un oreiller recouvert d'une taie propre et posé sur une table. Il importe de ne pas placer l'enfant sur les genoux car on risque de le blesser ou de lui abîmer quelque membre.

Avec un peu d'eau soigneusement bouillie et de la ouate stérilisée, on lave un peu le cordon. Ensuite on prend de la vaseline stérilisée et avec des tampons de coton stérilisés, on nettoie le nouveau-né de la tête aux pieds. *Surtout pas de bain, à aucun prix.* Il est impossible de donner un bain dans les conditions d'asepsie nécessaire et c'est le bain qui cause l'érysipèle du cordon.

Il ne faut baigner l'enfant que lorsque le cordon est tombé et que la cicatrice de l'ombilic est fermée, sèche, sans la moindre fissure. Jusque-là, il faut se contenter de nettoyer le bébé tous les jours avec de l'alcool pur ou de la bonne eau de Cologne et de la vaseline stérilisée.

En attendant la cicatrisation complète, il faut entourer le segment de cordon avec une compresse stérilisée et recouvrir le tout d'un pansement stérilisé maintenu par une petite bande de flanelle.

Après la naissance, quand ce pansement est appliqué, on enveloppe le nouveau-né dans des langes propres et chauds, on l'habille comme je le dirai tout à l'heure et on le couche dans son berceau préparé à l'avance (voir plus loin).

Ordinairement, sitôt né, l'enfant s'agite et crie, mais il peut arriver qu'il reste comme mort, le teint blafard ou au contraire violacé.

C'est ce qu'on appelle *l'état de mort apparente,* état qu'il faut savoir combattre pour sauver la vie du pauvre petit.

Tout d'abord, on pensera qu'il s'agit d'une asphyxie provoquée par l'obstruction de la gorge et du nez par des mucosités provenant de l'accouchement. On introduira donc un doigt dans la gorge, doigt nu ou entouré d'une fine compresse, et on essaiera de les enlever. Ce geste suffit souvent pour mettre en branle tout le mécanisme de la respiration. Au besoin on complète cette action par des frictions énergiques et sans violence avec la main et de l'alcool pur sur le dos et la poitrine.

Si le cœur ne bat pas, si la respiration reste

Manière d'emmaillotter l'enfant

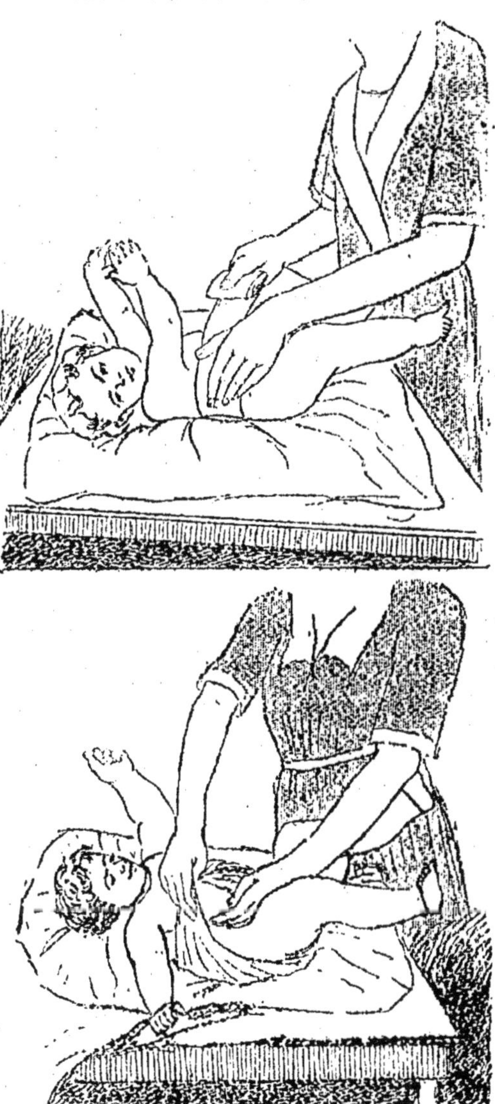

1. Ceinture de flanelle. — 2. La couche.

nulle, ne perdez pas la tête, ne vous découragez pas.

Continuez les frictions avec de l'alcool, une eau-de-vie quelconque, une eau de Cologne. Trempez une serviette dans l'eau froide et servez vous-en pour fouetter le dos, la poitrine et les membres, sans aucune brutalité.

Pendant ce temps, une personne préparera, dans deux bassines, un bain froid avec, si possible, de l'eau bouillie froide, ou à défaut, de l'eau du robinet et un bain chaud à 38° degrés; on pourra même ajouter dans ce dernier une poignée de farine de moutarde.

On trempe alors l'enfant inanimé pendant dix secondes dans la baignoire chaude, puis aussitôt on le retire, on le plonge pendant cinq secondes dans la baignoire d'eau froide; on le retire encore une fois, on le reporte dans la baignoire chaude et on recommence.

Il est dangereux d'espérer des miracles avec ce procédé et si l'on voit qu'il reste inefficace, il ne faut pas s'obstiner. Il convient de s'adresser tout de suite à la seule méthode vraiment active qui est celle de la *respiration artificielle*.

Plusieurs techniques, de valeur à peu près égale, peuvent être employées.

L'enfant, étendu sur une table, la tête dépassant, retombante, le cou étiré, on l'enveloppe dans des linges chauds, on lui ouvre la bouche et on lui saisit la langue entre les doigts recouverts d'une compresse. On fait alors quelques tractions rythmées, c'est-à-dire qu'on tire la langue au dehors en ramenant la pointe vers le menton, puis on compte jusqu'à cinq secondes, ensuite on rentre la langue dans la bouche, sans la lâcher; on compte encore cinq secondes, on tire à nouveau et on recommence la manœuvre aussi longtemps qu'il faut. On arrive ainsi parfaitement à réveiller un enfant menacé de mort.

Un autre procédé, appelé *procédé de Schultze*, consiste à prendre le nouveau-né, en lui passant une main sous chaque bras, à le balancer comme un encensoir puis on lui fait décrire une sorte de culbute en l'air de bas en haut, ensuite, une deuxième culbute de haut en bas.

D'autres recommandent de prendre l'enfant par les pieds, de le tenir la tête en bas et de le balancer ainsi.

Dans les maternités, en France, on se sert du tube de Ribemont-Dessaignes. C'est un simple tube en maillechort, courbé et terminé par un embout arrondi percé latéralement.

Il faut introduire l'index gauche dans la gorge

du sujet pour repérer, à la base de la langue, dans la profondeur de la gorge, l'orifice du larynx. Sur ce doigt comme guide, on introduit le tube de Ribemont-Dessaignes. Cet appareil comporte une poire en caoutchouc. A défaut on peut appliquer sa bouche. De toute manière ce tube permet d'aspirer les mucosités qui encombrent les voies respiratoires; on le retire, on le nettoie en soufflant, on le remet dans le larynx et on peut alors insuffler de l'air avec douceur, d'abord en petite quantité pour dilater les poumons. Il suffit d'appuyer avec les deux mains, de chaque côté de la poitrine, pour faire ressortir l'air.

Avec ce tube, il est possible d'entretenir plusieurs heures de suite un nouveau-né dont la vie ne se manifeste que par quelques faibles battements de cœur, mais il est évident qu'une grande patience est nécessaire. On n'a pas le droit de se lasser, même au bout de plusieurs heures, car on est parvenu à ranimer des enfants que l'on croyait morts. Mais cependant il faut se résigner à constater un insuccès quand le cœur ne bat plus, car il ne faut pas oublier que, trop souvent, ces enfants, en état de mort apparente, sont victimes de mauvais traitements ou d'accidents au cours du travail de l'accouchement.

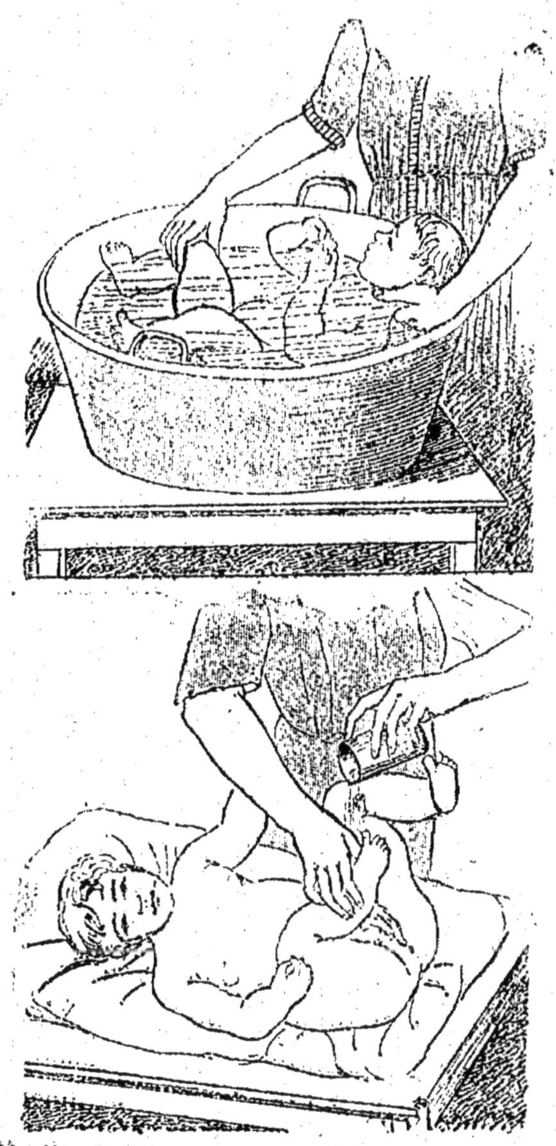

1. Manière de donner un bain. — 2. Manière de poudrer.

Il est nécessaire de surveiller de très près le cordon. Fréquemment la ligature se relâche et alors il se produit une hémorragie assez grave parfois pour occasionner la mort.

Le cordon, bien soigné, se dessèche et tombe en général vers le cinquième jour, mais aussi quelquefois plus tard.

Quand le cordon est tombé, quand la cicatrice n'offre plus la moindre érosion, on continue à la nettoyer à l'alcool et alors il est permis de baigner l'enfant.

Le bain du bébé, bain quotidien dans de l'eau tiède, est une des premières conditions de bonne santé. On profite de cet instant pour savonner doucement, avec du coton hydrophile, le corps et la tête. C'est un préjugé répugnant et que rien ne justifie, que de respecter la crasse qui recouvre la tête des nourrissons mal soignés. On voit trop encore dans les campagnes de malheureux petits dont le cuir chevelu est encollé d'une sorte de cire répugnante.

Autant que possible, il faut laver la figure à part, avec de l'eau propre, bouillie. On ne se servira pas d'éponge mais de morceaux d'ouate hydrophile purifiée. On trouve dans le commerce des cotons très bien préparés livrés en rouleaux et garantis par une feuille qui empêche la souillllure du paquet défait et économise la ouate. Ce coton, nommé *Coton Protecta* est à tout point recommandable pour la toilette des enfants ainsi que pour tout autre usage, et offre une garantie sérieuse contre les infections possibles. Quand l'enfant est mouillé par l'urine, il faut le sécher avec des tampons d'ouate Protecta en évitant de le frotter. Avec un peu de soin, il est facile de préserver le bébé de ces rougeurs et gerçures de la peau qui peuvent devenir, à l'origine, de graves complications.

Si les rougeurs apparaissent, il faut savoir qu'elles ont une grande tendance à se transformer en eczéma. Il faut les laver avec de l'eau bouillie, les sécher et mettre une mince couche de vaseline stérilisée, ou mieux une poudre protectrice comme de la poudre de talc très fine stérilisée ou encore de la poudre de *Siccol.*

En aucun cas, on ne se servira de poudre de riz, de fécule ou d'amidon, qui sont des produits végétaux et par conséquent ont tendance à fermenter, au grand détriment de la peau.

Dès que le cordon est tombé, il faut prendre l'habitude de présenter l'enfant sur le vase de nuit pour le faire uriner et aller à la selle ; à défaut on lui présentera le siège vers le sol. Avec un peu de patience et de persévérance, on ne saurait croire comme il est facile d'accoutumer le petit être à la propreté. Cette éducation a le grand avantage d'économiser le blanchissage, et surtout de ne pas permettre la formation d'eczéma qui se développe si souvent sur les cuisses.

On sait que, pour présenter l'enfant au vase, il faut le tenir à deux mains, les cuisses fléchies appliquées contre son abdomen.

Vêtements. — Voici un point de l'art d'élever les enfants, qui a subi des modifications profondes depuis quelques années et sur lequel on ne saurait trop insister.

L'expérience venant confirmer les théories, a démontré qu'il ne fallait pas emmailloter les nouveau-nés ni les bébés.

Dans le maillot, le corps, ligoté, est toujours trop serré, trop couvert; la peau dont on connaît l'importance au point de vue des fonctions respiratoires, respire mal. Le maillot a, sur le développement du jeune être humain, une action aussi néfaste que si on s'avisait de maintenir constamment, sur le nez et la bouche, un baillon. En outre, les membres subissent des pressions qui gênent leur développement. Si les couches sont mouillées, il est difficile de s'en apercevoir.

Voici comment on doit habiller un nouveau-né.

Le trousseau à acheter, avant la naissance, comportera les objets suivants :

36 couches carrées.

12 carrés en tissu éponge pour fond de couche.

3 langes en molleton de laine blanche (couverture de lit).

24 couches-culottes en finette.

12 ceintures de flanelle.

6 chemises-brassières en toile fine, 1re taille.

6 chemises-brassières en toile fine, 2e taille.

6 chemises-brassières en toile fine, 3e taille.

12 fichus carrés en nansouk.

6 brassières de coton tricotées de 3e taille.

6 bavoirs en piqué molletonné.

3 sorties de bain en tissu éponge.

1 douillette courte en lainage.

1 voile de tulle.

8 taies d'oreiller pour berceau et voiture.

2 paires de chaussons de tricot.

8 paires de draps.

On commence par habiller le haut du corps avec une chemise-brassière par dessus laquelle on mettra une petite brassière en tricot de coton.

Pour faciliter cet habillement, on prépare d'avance la brassière de toile avec les manches passées dans la brassière de tricot, puis, on introduit la main dans la manche que l'on veut passer, de façon que les doigts, en s'écartant, faciliteront l'introduction de la main de l'enfant et au besoin pourront saisir la petite main.

Je rappellerai encore une fois qu'il faut éviter de tenir l'enfant sur les genoux et que, pour l'habiller, il faut le placer sur un oreiller posé sur une table.

Quand les deux brassières sont en place, on les attache par les petits cordons qui sont cousus dans le dos et que l'on vient croiser pour les attacher sur le devant de la poitrine.

Ensuite, on applique la ceinture de flanelle et on la fixe par deux épingles de sûreté en acier de bonne qualité, de manière à ce qu'elle reste sur l'abdomen à la hauteur du nombril.

Je rappellerai que tant que le cordon n'est pas tombé, et la plaie pas cicatrisée, il faut interposer sous la flanelle un petit pansement avec une compresse stérilisée et un carré de coton « Protecta ».

Pour les membres inférieurs, on se sert de couches. Les meilleures sont celles que l'on fait avec des linges usagés, bien propres, mais qui

Manière d'emmaillotter l'enfant

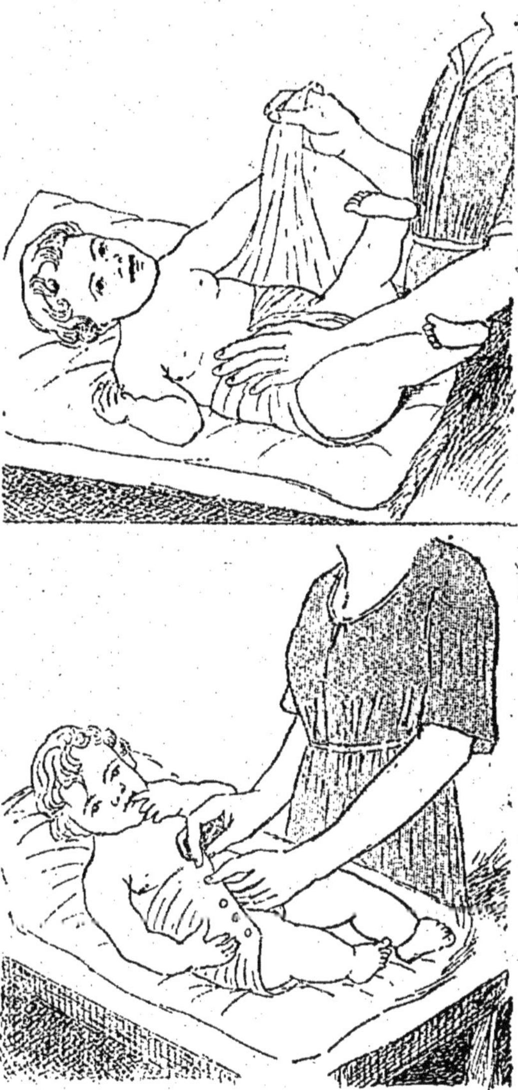

1, Lange ou carré-éponge. — 2. Couche-culotte,

sont plus doux et plus souples que les linges neufs. Ce sont, en fait, des serviettes. On prend une couche, on la plie en diagonale, en forme de triangle et on l'étale sur l'oreiller, en la glissant sous le siège de l'enfant, de telle sorte que la base du triangle vienne s'appliquer sous les aiselles. On ramène l'angle droit sous l'aiselle gauche, puis on le recouvre par l'angle gauche que l'on ramène sous l'aiselle droite.

L'angle inférieur, passé entre les cuisses, d'arrière en avant, est rabattu sur le ventre jusque devant la poitrine, glissé sous la ceinture formée par les angles de la base fixée comme je l'ai dit; si bien que l'enfant est entouré de linges, tout en conservant la liberté de ses jambes.

Il faut un peu d'habitude pour fixer ces premiers vêtements de manière à les serrer sans exagération, mais assez pour qu'ils ne glissent pas.

On voit que, dans tout ceci, il n'y a pas eu besoin de se servir d'épingles de sûreté, sauf pour la ceinture de flanelle et encore, une mère habile sait appliquer la ceinture, l'enferme dans la couche, sans se servir d'épingles.

Pour maintenir l'habillement, on prend d'abord un carré-éponge, sorte de serviette éponge rectangulaire qui se place en biais sous les fesses, un angle correspondant à la colonne vertébrale, l'autre passant entre les cuisses, les deux autres recouvrant chaque hanche.

Cette pièce a pour but d'absorber les urines.

Enfin, par dessus le tout, on applique une couche-culotte.

C'est une pièce de lingerie en piqué qui se fixe par un cordon en coulisse autour de la taille, et que l'on boutonne de telle sorte que, fermée, elle ressemble à une petite culotte d'où sortent les jambes absolument libres de leurs mouvements.

On peut reprocher aux couches-culottes de glisser sur les talons, surtout si l'enfant est très gros; il est facile d'empêcher cela en ajoutant deux bandelettes de toile qui s'entrecroiseront sur le dos et la poitrine en manière de bretelles.

Je sais qu'en parlant ainsi, je heurte les opinions de bien des vieilles mamans instruites par l'expérience, mais si, en France, la coutume du maillot est encore si ancrée, il n'en est pas de même dans les autres pays, en Angleterre, par exemple, où l'art d'élever les enfants est à son maximum.

Il faut, dès la naissance, laisser la tête, les bras et les jambes nus. Pendant le premier mois seulement, si la saison est froide, on pourra mettre aux pieds de petits chaussons en laine tricotée, si la saison est chaude, ou si l'appartement est bien chauffé, il est de tout point préférable de laisser les pieds également nus.

En effet, en toute logique, il faut bien comprendre que le jeune enfant vient au monde armé de tout ce qu'il lui faut pour vivre, résister aux conditions climatériques et aux maladies. Quand on considère les enfants pauvres, ils ont beau être déguenillés, à peine vêtus, ils n'en sont pas moins bien portants et, si leurs parents les tenaient propres, ils seraient moins souvent malades que les enfants élevés dans du coton.

La manière d'élever un enfant dès les premières heures qui suivent sa naissance a une importance considérable pour l'avenir.

Alors qu'il est facile d'accoutumer le corps aux changements de température, dès qu'il est né, il est beaucoup plus délicat d'endurcir le tempérament quand on a commencé à donner de mauvaises habitudes d'enveloppements exagérés sous des amas de couvertures et de tricots.

Ce n'est pas le froid, à vrai dire, qui est à craindre, mais le refroidissement dû au changement brusque d'un milieu chaud dans un courant d'air froid.

Une basse température, par elle-même, n'est

nullement redoutable, elle est beaucoup moins dangereuse que la chaleur.

Alors que des Européens résistent bien et longtemps aux basses températures des régions polaires (certaines expéditions ont résisté à moins de 60° centigrades). Par contre, dans les pays tropicaux, l'organisme est rapidement anémié par un séjour à une moyenne de plus 40° centigrades.

Pour le jeune enfant, il ne faut pas craindre de laisser sa peau respirer, et, je le répète, il n'y a que des avantages à le laisser la tête et les membres nus. On endurcit le corps et l'on obtient ainsi une garantie réelle contre les futures maladies de poitrine possibles.

Le froid n'est dangereux que parce qu'il paralyse les défenses organiques et, par conséquent laisse la place aux microbes, mais, comme le nouveau-né n'a encore que très peu de microbes, le froid n'est pas dangereux pour lui. Cependant il ne faut pas exagérer, car une trop grande déperdition de chaleur entraîne une grande dépense de forces, c'est pourquoi, s'il faut laisser respirer la peau de l'enfant, on doit éviter que le courant d'air vienne le frapper directement et qu'il subisse un refroidissement trop prononcé. En conséquence, on devra maintenir l'enfant habillé, comme je l'ai dit, dans une pièce à température douce et on le couvrira pendant son sommeil avec un drap et de bonnes couvertures chaudes. L'hiver, on ajoutera par dessus une peau de mouton préparée ou un couvre-pied en fourure.

Coucher. — Dès sa naissance, au moment de coucher l'enfant, il faut songer qu'il vient de quitter le sein maternel où il vivait à une température constante de 37°. Aussi, pour éviter un changement trop brusque, on l'entourera dans son berceau par trois bouillottes, l'une aux pieds, et une de chaque côté du corps. Ces bouillottes, entourées de linges ne seront pas trop chaudes et il faudra s'assurer qu'elles ne risquent pas de produire des brûlures.

Voici comment il faut comprendre le lit d'un enfant.

Il ne saurait être question d'un berceau. Cet instrument archaïque est bon à reléguer au musée avec les curiosités du temps passé. Il est recommandé par tous les hygiénistes : *ne jamais bercer un enfant*. Rien ne peut justifier cette pratique, qui, trop souvent a causé des accidents et des troubles sérieux.

Le meilleur lit sera un mannequin d'osier tressé,

ce qu'on appelle un « moïse », que l'on posera sur un support, à hauteur d'une table, avec une base large pour qu'il soit bien stable.

Le moïse sera garni d'une capote mobile qui devra rester relevée pendant les premiers jours qui suivent la naissance, mais qu'on abaissera par la suite.

On doit laisser parvenir l'air, le plus possible, autour du bébé.

La capote est utile seulement pour protéger contre les courants d'air lorsque, par exemple, on fait le ménage, bien qu'il soit préférable à ce moment de transporter le moïse dans une autre pièce.

Il n'y a qu'un matelas acceptable, c'est un simple sac en toile garni d'une épaisse couche de son, ou mieux, de balle d'avoine. Par dessus le sac on étendra un drap de toile et c'est là-dessus que l'enfant dormira.

Contrairement à l'usage de tant de personnes, il ne faut pas mettre de toile cirée.

La toile cirée protège la literie, certes, mais elle maintient l'enfant dans un bain d'urine et favorise les infections de la peau

Il vaut mieux avoir deux ou trois sacs de balle d'avoine que l'on change quand ils sont mouillés. Ils sèchent aisément et rien n'est plus facile que de les vider quand on les juge sales, de lessiver la toile et de remettre de la balle d'avoine propre qui est peu coûteuse.

On ne doit jamais coucher un enfant sur le dos, mais toujours sur le côté et, de préférence on le changera de côté en le plaçant alternativement une fois sur le flanc droit, une fois sur le flanc gauche, après chaque tétée. Cette préoaution est très importante, autrement on risque l'étouffement ou des maladies des voies respiratoires par la pénétration d'un vomissement dans le conduit de la respiration.

Il est recommandé de laisser l'enfant dans son lit et de s'abstenir de le promener sur les bras.

Si le bébé n'a pas de hernie, il faut le laisser, même s'il crie fort et longtemps, peu à peu il comprendra que ses cris sont inutiles. Huit ou dix jours de patience et de fermeté lui feront prendre l'habitude de rester tranquille dans son moïse, ce qui épargnera bien des nuits de veille à la mère et bien des crises d'énervement au père qui n'aime pas beaucoup entendre les enfants crier.

Il est plus facile qu'on ne croit de faire prendre de bonnes habitudes, mais pour cela il faut commencer de bonne heure et avoir un peu de volonté.

Un enfant, bien réglé, ne fatigue pas l'entourage, se développe mieux que tout autre, et voici encore une règle de bonne éducation première d'où dépend tout l'avenir de la santé.

Nursery. — Je sais qu'il est trop souvent impossible aux familles de disposer de locaux suffisants pour y réserver l'appartement de bébé, surtout dans les logements des grandes villes, cependant je tiens à exposer les conditions idéales qu'il faut rechercher. On aura intérêt à se rapprocher autant que possible de ce modèle.

Comme les Anglais ont été les premiers à appliquer de telles règles, l'usage a prévalu d'appeler *nursery* la partie de la maison consacrée aux enfants.

La nursery doit se composer de deux pièces spacieuses, l'une pour le jour, salle de récréation et de travail, l'autre pour la nuit.

Les deux pièces seront choisies à une bonne exposition au midi. Elles doivent communiquer, chacune d'elle recevra la lumière par de larges baies vitrées qui permettront une aération parfaite.

Le chauffage, l'hiver, sera assuré par un chauffage central à circulation d'eau chaude, non pas avec des radiateurs, système ancien qui a fait son temps, mais avec des diffuseurs qui permettent une température douce constante, égale, aussi bien auprès de la source de chaleur que dans le milieu de la pièce. A défaut, on entretiendra dans la cheminée un bon feu de bois, tout autre système est à rejeter exception faite pour les radiateurs électriques avec projecteur et boulet Blériot, mais tout le monde n'a pas l'électricité. Par conséquent jamais de poêle à combustion lente, de poêle en fonte, de poêle à pétrole, pas plus que de radiateur à gaz. En plaçant un solide garde-feu, on se met à l'abri des accidents, et le feu de bois donnera toute satisfaction. Le poêle à bois peut servir à la rigueur, à condition d'avoir un tuyau court et autant que possible, on le choisira avec un revêtement épais en plaques de faïence, par exemple, le poêle alsacien.

Les murs n'auront pas de papier, mais un bon enduit de peinture lavable ou, à défaut, des badigeonnages à la chaux.

Le parquet ne doit pas rester nu à cause du danger des échardes de bois ou des débris de paille de fer avec lesquels l'enfant peut se faire du mal en jouant. Il faudra que le plancher soit recouvert intégralement d'un bon linoléum lavable.

On garnira les fenêtres avec des rideaux courts

en toile lavable, facile à blanchir, ce qu'on appelle des brise-bise qui seront accrochés par des crochets aux anneaux de la tringle. Pas de doubles rideaux, pas de bourrelets aux fenêtres, pas de passementeries. On ne doit pas craindre d'orner les murailles avec des peintures gaies et artistiques afin de créer une ambiance aimable, très importante pour la formation de l'esprit.

Mais, sous prétexte d'ornementation, il ne faut pas encombrer les pièces de cadres, de tableaux, de statuettes, et d'objets inutiles, receptacles à poussières.

Il faut que tout soit net, clair, facile à laver. On recherchera un mobilier simple, en bois ou en rotin, peint de couleurs claires et l'on évitera les fauteuils, les chaises rembourrées, que n'aiment pas les hygiénistes.

Si les angles de la pièce sont arrondis, ce sera parfait.

La lumière sera surtout l'électricité sinon on se servira de lampes à huile. Gaz, pétrole, essence, alcool, ne doivent pas entrer dans la chambre de l'enfant.

Dans le mobilier, il faut prévoir, outre le moïse (qui sera remplacé par un lit métallique, plus tard) une baignoire et un petit lavabo à la taille de l'enfant. Il ne faut pas croire que les appareils modernes, soi-disant hygiéniques, soient recommandables. Ces lavabos en porcelaine, comportant une cuvette avec des robinets amenant l'eau chaude et l'eau froide, et un système de vidange directe, sont très mauvais pour l'hygiène. En effet, jamais on ne peut les nettoyer comme il faut et le trou de vidange établit une communication, qu'aucun système ne peut supprimer, entre l'eau propre destinée à la toilette et le siphon de dégagement où fermentent des microbes innombrables. A ces appareils luxueux et chers, je préfère, la cuvette en porcelaine mobile, simple, que l'on peut transporter, nettoyer et flamber à l'alcool.

Le lavabo de bébé sera donc une simple table, peinte, supportant une cuvette et une garniture pour le savon, la brosse à dents, etc.

Si l'on veut le confort moderne, il suffira d'avoir, dans un coin de la pièce, un regard en porcelaine avec un robinet d'eau chaude et d'eau froide. Bien entendu, ce regard sera muni d'un siphon.

Pas d'armoires, mais des étagères qui supporteront le linge de toilette nécessaire à la journée et quand l'enfant sera plus grand, les jouets et les livres. Les vêtements et les réserves de linge doivent être enfermés à part, hors de l'appartement de bébé.

Le sommeil. — Plus il est jeune, plus l'enfant dort. A douze mois, les heures de sommeil doivent être plus nombreuses que les heures de veille. A l'âge de deux ou trois ans, l'enfant dormira dix ou douze heures la nuit, plus deux ou trois heures, le jour, après le repas de midi.

Je répète, qu'on doit coucher l'enfant après chaque tétée, toujours sur le côté, alternativement sur le côté droit, puis sur le côté gauche, jamais sur le dos.

Il est très important de l'habituer à dormir à des heures régulières. Rien n'est plus mauvais que de l'endormir sur les bras de la nourrice. De même, *il ne faut jamais le bercer.*

On peut prendre un enfant sur les bras quand il est réveillé, mais moins on le fera, mieux cela vaudra. Les enfants que l'on porte sont facilement victimes de déformations des jambes ou de la colonne vertébrale.

Jamais une mère ne doit s'endormir en gardant son enfant à côté d'elle dans son lit. Cette précaution que l'on trouve répétée partout, est bien souvent négligée, et tous les ans, on a à déplorer la mort de bébés qui ont été étouffés de la sorte.

Jouets. — Le hochet doit être aussi simple que

possible. Le meilleur sera en ivoire, de façon à pouvoir être facilement et souvent nettoyé. C'est une mauvaise habitude que de donner le pouce à téter, l'enfant avale de l'air, s'épuise en efforts inutiles et contracte des dilatations d'estomac. Même reproche d'ailleurs pour les sucettes et les tétines sans biberon.

Nous verrons tout à l'heure comment il faut régler les tétées d'un enfant au biberon. Le hochet en ivoire a l'avantage d'exercer les gencives et de les endurcir au moment de la poussée des dents, mais alors, je préfère indiquer l'emploi d'un fragment de racine de guimauve qu'il est facile de tailler pour enlever les surfaces poussiéreuses et que l'on jette après qu'il a un peu traîné.

Quand l'enfant est en âge d'avoir des jouets on songera que ceux-ci sont l'origine fréquente de maladies graves et d'accidents, donc il convient d'y apporter une attention toute spéciale.

Les jouets peints contiennent des couleurs dangereuses; les jouets en plomb ou en métal comportant une soudure, équivalent à une dose de poison. On craindra les jouets en métal capables de blesser, ceux en porcelaine fragile.

Les meilleurs sont les jouets lavables, en bois, en os, en porcelaine épaisse, massifs, incassables, ou en caoutchouc. Le caoutchouc rouge n'est pas bon car il contient des sels de plomb. Comme on ne peut pas les laver, on ne donnera pas d'animaux et de poupées en étoffe ou recouverts de poils, ou de plumes.

C'est quand ils commencent à marcher qu'il faut surveiller les enfants avec le plus de soin, car c'est alors qu'ils s'emparent de tout ce qui tombe sous leurs mains, et portent à leur bouche les objets les plus hétéroclites. C'est le moment où ils avalent des boutons, des sous, des aiguilles.

Il convient de laisser l'enfant suivre son instinct et marcher quand il veut. Vers sept à huit mois, il commence à se traîner par terre, à quatre pattes. A neuf ou dix mois, les beaux bébés se soulèvent seuls, dans leur lit, et si on ne les surveille pas, ils tombent. En prévision, on doit entourer leur moïse avec des sièges garnis de coussins.

Il est très mauvais de tenir un enfant pour lui apprendre à marcher. Un sujet normal sait parfaitement faire ses premiers pas tout seul entre douze ou quatorze mois, sans avoir besoin d'aucune éducation préalable. Dès qu'il se sent la force de se tenir debout, on le voit s'accrocher aux meubles, s'appuyer aux murs, aux jambes des personnes assises, et un beau jour, il marche seul, les jambes écartées les bras tendus comme un balancier. Dès lors, on ne peut plus le tenir en place, il remue sans cesse, il trotte toute la journée. A ce moment son intelligence se développe, on peut déjà voir se dessiner les tendances du caractère; on doit alors commencer l'éducation.

Vers cinq ou six mois, on peut commencer à asseoir les enfants dans une chaise, mais il vaut mieux attendre huit mois.

Les sorties. — Tout dépend de la saison et du temps qu'il fait, le nouveau-né est sensible aux variations de température, et il faut redouter pour lui les poussières de la rue, surtout s'il y a du vent. Il faut cependant le promener, tous les jours, aux bonnes heures de la journée, donc, l'hiver, de une à trois heures, l'été, de neuf à onze heures ou de quatre à six.

Pour le promener, on doit le coucher comme dans son moïse, dans une voiture bien suspendue, sur un petit matelas, garni de balle d'avoine, le corps horizontal, avec un simple oreiller plat et mince, sous la tête.

S'il fait très froid, on peut mettre sur le visage une voilette fine, mais surtout pas de béguin, pas de bonnet sur la tête; la capote relevée de la voiture suffit à l'abriter du vent et du soleil.

L'usage ne permet la première sortie qu'après la cicatrisation du nombril.

On peut mettre dans la voiture des boules d'eau chaude autour de l'enfant et le recouvrir, comme dans son lit, avec un drap, des couvertures et un couvre-pied en fourrure.

Jamais la promenade ne sera faite sur les bras de la nourrice. Il ne faut pas craindre les rayons du soleil lorsqu'ils ne sont pas trop ardents. A la campagne, il est excellent d'étendre une couverture sur l'herbe d'une prairie, au pied d'un arbre et d'y laisser le nourrisson s'ébattre à son aise, tout en le surveillant pour chasser les mouches et éloigner les animaux.

Les jours de pluie, le séjour dans l'appartement est préférable, à condition que les fenêtres soient entrouvertes.

Dans les maternités, on vaccine dès la première semaine après la naissance et il n'en résulte aucun inconvénient. En ville on attend en général, l'âge d'un mois.

L'éruption de la vaccine apparaît cinq jours après la piqûre, elle n'empêche ni les sorties ni les bains.

Croissance des nourrissons. — S'il est un mystère étonnant dont nous sommes encore à chercher l'explication, c'est bien du phénomène extraordinaire de l'accroissement des êtres, de l'homme en particulier, où l'on voit résulter de l'union, de la fusion de deux cellules germes, un travail de prolifération mécanique, d'organisation raisonnée, constant, admirablement réglé, qui prouve que, dans l'œuf fécondé initial, se trouvent inclus tous les caractères physiques et intellectuels futurs de l'homme adulte.

La croissance résulte d'une force naturelle que nous ne connaissons pas mais dont nous pouvons suivre et mesurer les résulats.

Ainsi que le disait de Blainville, la vie consiste dans un mouvement, à la fois général et continu, de composition et de décomposition, c'est ce qu'on traduit actuellement en disant : qu'elle est une succession d'assimilations et de désassimilations.

L'être humain, dans son premier stade, trouve dans l'utérus maternel des substances nutritives tout élaborées qui lui sont apportées par le sang au moyen des enveloppes de l'œuf et du placenta.

Lorsqu'il est né, la croissance de l'enfant nous indique si toutes les fonctions s'accomplissent normalement.

On contrôle le développement de l'être humain par la balance et la toise.

Variot a inventé, sous le nom de *pédiomètre*, une combinaison de bascule et de la toise. L'appareil peut peser jusqu'à 100 kilogrammes et la règle, par deux rallonges, peut mesurer jusqu'à deux mètres. Celle-ci est articulée de telle sorte qu'elle peut servir aussi bien horizontalement que verticalement. Elle peut donc aussi bien mesurer un bébé étendu qu'un adulte debout.

On trouve, dans le commerce, un pèse-bébé qui sert en même temps de toise, dû également au docteur Variot, qui est une balance ordinaire dont un des plateaux est remplacé par un corbeillon métallique dont le fond double, peut se tirer à frottement doux et porte des degrés métriques.

En général, il convient d'être deux pour mesurer un enfant, l'un fixe le sommet de la tête contre le zéro de la toise, en appliquant le point du crâne que les anatomistes désignent sous le nom de « vertex », l'autre étend les jambes en appuyant un peu sur les genoux (l'enfant étant couché sur le dos) et applique le curseur de la toise sur la plante du pied tenu à angle droit.

On marque les chiffres relevés sur des feuilles imprimées spéciales que vendent les pharmaciens.

Cela permet d'obtenir un graphique avec lequel on voit du premier coup d'œil si le poids et la taille suivent une marche parallèle et régulière.

Voici la table de croissance des enfants établie par J. Comby.

Table de croissance des enfants de la naissance à 2 ans.

Age	Taille en centimètres	Accroissement mensuel en centimètres	Poids en grammes	Accroissement mensuel en grammes
Nouveau-né .	50	»	3.000	»
A 1 mois . . .	54	4	3.750	750
2 » . . .	57	3	4.500	750
3 » . . .	60	3	5.250	750
4 » . . .	62	2	5.950	700
5 » . . .	63	1	6.550	600
6 » . . .	64	1	7.100	550
7 » . . .	65	1	7.600	500
8 » . . .	66	1	8.000	400
9 » . . .	67	1	8.350	350
10 » . . .	68	1	8.650	300
11 » . . .	69	1	8.950	300
12 » . . .	70	1	9.200	250
13 » . . .	»	»	9.450	250
14 » . . .	»	»	9.650	200
15 » . . .	»	»	9.850	200
16 » . . .	»	»	10.050	200
17 » . . .	»	»	10.250	200
18 » . . .	»	»	10.450	200
19 » . . .	»	»	10.650	200
20 » . . .	»	»	10.850	200
21 » . . .	»	»	11.050	200
22 » . . .	»	»	11.200	150
23 » . . .	»	»	11.350	150
24 » . . .	80	»	11.500	150

Table de croissance des enfants des deux sexes de 1 à 6 ans

AGE	GARÇONS		FILLES		GARÇONS		FILLES	
	Taille en centimètres	Accroissement en centimètres	Taille en centimètres	Accroissement en centimètres	Poids en grammes	Accroissement en grammes	Poids en grammes	Accroissement en grammes
De 1 à 2 ans.	74,2	»	73,6	»	9.500	»	9.300	»
2 à 3 » .	82,7	8,5	81,8	8,2	11.700	2.200	11.400	2.100
3 à 4 » .	89,1	6,4	88,4	6,6	13.000	1.300	12.500	1.100
4 à 5 » .	96,8	7,7	95.8	7,4	14.300	1.300	13.900	1.400
5 à 6 » .	103,3	6,5	101,9	6,1	15.900	1.600	15.200	1 300

Il existe d'autres tables. M. René Quinton, dont les observations ont porté sur un très grand nombres de nourrissons, a remarqué qu'il fallait faire une différence suivant le sexe et qu'il y a entre les filles et les garçons, de grandes différences de poids et de taille.

Pendant le premier trimestre, la fille pèse 315 grammes de moins, cette différence s'accentue à tel point, qu'à douze mois, une fille pèse le poids d'un garçon de dix mois.

Quinton mesure aussi le périmètre crânien (c'est-à-dire le pourtour du crâne) auquel il attribue une grande importance.

On admet, actuellement, qu'à deux ans, un enfant, en moyenne, atteint 81 centimètres pour 11 kilogs, mais, comme les observations ont porté presque toujours sur des sujets étudiés dans des hôpitaux, qui sont si souvent des enfants amaigris, il faut augmenter les chiffres et savoir qu'il est fréquent de voir de beaux enfants bien nourris, bien soignés, ayant à deux ans une taille de 85 centimètres et un poids de 12 kilogrammes.

L'accroissement du corps est plus considérable en été qu'en hiver. Buffon l'avait déjà remarqué. En moyenne, c'est en automne que l'enfant augmente en poids, mais, par contre, il grandit peu, alors qu'en été et au printemps, son corps s'allonge, mais il perd du poids.

Il n'est pas toujours constant d'observer un accroissement proportionnel pour toutes les parties du corps.

La croissance varie selon les conditions de vie de l'enfant, selon les règles d'hygiène auxquelles il est soumis, par conséquent d'après le niveau social et le confort qui l'entourent. A Glascow, en Ecosse on a noté que le poids et la taille des enfants variaient en proportion avec le nombre de pièces dont disposaient leurs parents.

A quelques exceptions près on peut dire en général, qu'à âge égal, les pauvres sont toujours moins développés que les riches.

Les nouveau-nés débiles, les précoces nés avant terme, pesant 1.500 grammes, ou même seulement 1.000 grammes, parviennent rarement à s'élever. Il faut les garder en couveuses; ils ne peuvent pas téter et on doit les nourrir en leur donnant du lait de femme recueilli dans une cuillère. Ceux qui parviennent à survivre, se développent assez vite, et peuvent doubler de poids en trois mois (voir plus loin).

C'est surtout dans les derniers mois de la grossesse que les fatigues, les accidents, les coups, entravent le développement du fœtus. Il importe d'assurer à la femme le repos dans les derniers temps qui précèdent l'accouchement.

Le poids que présente l'enfant à sa naissance ne donne aucun précepte pour conclure sur son développement futur. On voit très bien des nouveau-nés de cinq livres, bien nourris, attraper six kilogrammes à quatre mois alors que d'autres, qui pesaient huit livres à leur naissance, perdent leur avance.

Avec l'allaitement au sein, la croissance s'effectue régulièrement. Avec l'allaitement artificiel bien surveillé et bien conduit, on obtient de très beaux enfants et on peut même en trouver dont le poids et la taille sont en avance sur les chiffres des tableaux précédents.

Un enfant qui ne s'accroît pas est, comme on dit, frappé d'*atrophie*.

Pour un enfant élevé au sein, l'atrophie infantile dépend d'un lait pas assez nourrissant, de tétées mal réglées, trop fréquentes, causant une suralimentation dangereuse. D'autres fois le lait de la nourrice est trop riche en beurre, en caséine et en sels, des maladies de la mère peuvent rendre le lait toxique. Un tube digestif en mauvais état est une cause de développement défectueux.

Quand il s'agit d'allaitement artificiel, on ne saurait prendre trop de précautions, car tout écart des règles que je donne plus loin, risque fort de faire péricliter les enfants.

Si les nourrices de la campagne étaient consciencieuses, il serait préférable d'envoyer un nourrisson loin de la ville où on ne peut lui offrir, le plus souvent, que du lait plus ou moins adultéré par les commerçants. Mais, dans la majorité des cas, les paysannes, souvent conseillées par des matrones qui se targuent de leur expérience personnelle, non contentes de négliger les plus élémentaires précautions d'asepsie, ont recours à des pratiques dangereuses telles que le coupage du lait avec des mixtures fermentescibles plus ou moins malsaines : décoction de gruau, de son, eau panée, préparées de la veille, eau de mouron, infusion de mauve, quand il ne sagit pas de calmer les coliques avec de la décoction de pavot.

Presque toujours à la campagne, l'enfant est seul avec son biberon plein ; il tête comme il veut ; quand son biberon est vide, il crie, on lui en remplit un autre, pour le calmer, sans se préoccuper de la régularité des repas ; on lui donne de la soupe à base de choux et de lard, du bouillon gras, des œufs, etc..., il en résulte de la gastro-entérite; l'estomac devient intolérant, l'enfant vomit et a de la diarrhée, il maigrit ou il présente un embonpoint factice qui masque la déchéance du squelette, gros ventre, figure bouffie, contrastant avec des membres maigres, déformés, un thorax laissant voir les côtes.

L'atrophie peut persister, l'enfant ne grandit pas en proportion de son âge. Lorsque son poids et sa taille sont réduits, sans qu'on puisse accuser l'influence d'une maladie, on dit que l'enfant, d'après le mot de Variot, est atteint d'*hypotrophie*.

Règles et hygiène de l'allaitement. — Parmi tous les problèmes sociaux qui éveillent l'attention des médecins, il en est peu qui présentent, à notre époque, l'importance de la question de l'allaitement des nouveau-nés.

Ceci est la conséquence de nos mœurs modernes. La civilisation, apportant le bien-être a multiplié les égoïsmes et on ferait certes bien rire les indigènes des peuplades sauvages si on leur racontait qu'en France, par exemple, on est obligé d'apprendre aux mères l'art de nourrir leurs enfants.

L'admirable fonction maternelle, malheureusement, rapproche la femme de l'animal et la meilleure nourrice est celle qui consent à être « un bon animal », comme le disait Herbert Spencer.

Chez nous, les difficultés de la vie, la nécessité de travailler, la santé défectueuse de bien des femmes, de multiples raisons, poussent les mères à employer l'allaitement artificiel.

Allaitement au sein. — L'allaitement naturel est l'allaitement au sein de la mère ou à celui d'une nourrice.

Depuis quelques années, on possède, en outre, la *succipompe de J. de Rohan* qui permet de recueillir du lait de femme et de le donner directement au nourrisson. Grâce à cet appareil on peut pratiquer la tétée artificielle. L'appareil consiste en une pompe aspiratrice qui fait le vide dans un récipient en verre, facilement stérilisable, ayant l'aspect d'une petite bourse accolée à un pavillon. On peut même se dispenser de la pompe et, aujourd'hui, la plupart des succipompes comportent un long tuyau de caoutchouc par lequel la mère peut elle-même aspirer l'air de la « téterelle ».

On peut recueillir de la sorte du lait de femme, à peu près 900 grammes dans les vingt-quatre heures, que l'on donne ensuite à l'enfant. On peut utiliser la tétée artificielle quand le mamelon, mal conformé, rend impossible la succion ou encore quand l'enfant est atteint d'un bec-de-lièvre ou de coryza. C'est une méthode à employer lorsqu'on désire, dans les maternités, allaiter un hérédo-syphilitique sans risquer de contaminer une nourrice bénévole.

Allaitement maternel. — L'allaitement maternel est le seul, le véritable allaitement voulu par la nature; c'est celui qui expose le moins les enfants aux complications mortelles. On peut dire, en principe, qu'il n'y a presque pas de raisons sérieuses, au point de vue médical, pour interdire à une mère d'allaiter son enfant, exception faite pour les femmes atteintes de tuberculose.

« La femme atteinte de tuberculose pulmonaire, « à un degré quelconque, ne doit pas nourrir son « enfant, autant dans l'intérêt de celui-ci, que « dans le sien propre » (Wallich).

Rappelons que cette interdiction doit s'étendre au séjour de l'enfant auprès de la mère. La seule façon d'empêcher un nouveau-né de contracter la tuberculose de sa mère, ou de quelque personne habitant le même foyer, est de le soustraire, aussitôt après la naissance, aux caresses maternelles, à l'influence de l'ambiance, en un mot de l'isoler sans tarder. Cette prescription, rigoureusement suivie, on supprime l'apparence de caractère héréditaire que l'on avait cru reconnaître à la tuberculose.

Il ne faudrait pas exagérer et, s'il convient d'écarter un enfant d'une mère atteinte de fistules et d'abcès suppurants d'origine tuberculeuse, il n'en est pas de même lorsque la femme est actuellement guérie de localisations tuberculeuses telles que adénites, tumeurs blanches, abcès par congestion, etc...

Il faut être convaincu que chez les cardiaques, avec un peu de surveillance, l'allaitement est parfaitement possible; on sait même que des femmes, ayant eu une grossesse pénible, de l'albumine, des vomissements incoercibles, des convulsions, etc....., se trouvent améliorées et deviennent quelquefois d'excellentes nourrices.

La malformation du bout du sein n'est pas un obstacle absolu. Tout d'abord il est rare que les deux seins soient impropres à la lactation et on peut être très bonne nourrice en n'employant qu'un seul sein. Ensuite, avec l'emploi patient d'une téterelle en verre et des succions directes, les bouts défectueux peuvent se transformer.

Si, en cours de l'élevage, la nourrice est prise d'une maladie fébrile ou d'un état quelconque nécessitant la diète, la suppression du sein est tout indiquée, mais il est possible de faire revenir le lait, même après une période assez longue de sevrage.

Le lait de la femme n'apparaît pas tout de suite après l'accouchement.

Tout d'abord, la mamelle secrète un liquide gris-clair que l'on appelle *collostrum* et qui apparaît quand la sécrétion est peu active; par exemple, quand on supprime l'allaitement.

Pendant les premières heures qui suivent sa naissance, c'est-à-dire pendant douze ou quinze heures, il convient de ne pas se soucier de l'alimentation de l'enfant qui, d'ailleurs, ne réclame rien. Après cela il crie, et il est visible qu'il est affamé. En le mettant au sein, il absorbe le collostrum que la nature offre à son appétit.

Jusqu'à la montée laiteuse, il n'y a aucun inconvénient à offrir le sein, autant de fois que l'enfant réclame. On peut compléter le simulacre d'alimentation avec quelques cuillerées à café d'eau bouillie sucrée où l'on mettra quelques gouttes de fleur d'oranger ou deux tiers de lait stérilisé. Ne pas oublier que la succion du mamelon active la sécrétion du lait.

Pendant ces premiers temps, le nourrisson, peu alimenté, urine beaucoup et rend des matières noires comme du goudron que l'on appelle du « méconium ». Il n'est donc pas étonnant qu'il maigrisse, surtout s'il s'agit d'un gros enfant.

Très souvent, la montée laiteuse est pénible pour la mère; elle ressent des élancements dans le bout des seins, une tension comparable à celle d'un abcès et pour la calmer il faut les ramener en avant, les envelopper de compresses humides aussi chaudes que possible, et les soutenir par un large bandage un peu serré.

Chaque tétée commence par être douloureuse au début puis procure un véritable soulagement.

Peu à peu, tout cela s'améliore et la fièvre, qui s'était montrée au début, diminue. Le lait est sécrété par périodes régulières, surtout si l'on a soin de bien régler les tétées.

Il est bon de tracer d'avance un emploi du temps fixant les heures à laquelle le sein devra être donné. Une fois établi, il faudra s'y tenir rigoureusement, aucune considération possible ne devra s'en faire écarter sauf, par la suite, lorsqu'il conviendra d'espacer les tétées. En agissant de la sorte, on habitue l'enfant à ne pas tourmenter la famille, on lui laisse le temps nécessaire à sa digestion, on permet à la mère de se livrer à ses occupations et de dormir.

En moyenne, il faut deux heures et demie pour la digestion. L'expérience a montré que, dans les premiers jours l'enfant sera mis au sein, alternativement chaque fois aux deux, toutes les trois heures, à partir de sept heures du matin jusqu'à une heure du matin et on réservera un intervalle de six heures pour le repos complet et le sommeil, de une heure à sept heures. Suivant les convenances, on peut régler différemment la distribution du temps en réservant la période de repos, par exemple entre onze heures du soir et cinq heures du matin.

Il est difficile de régler avec précision la quantité de lait qui doit être absorbée chaque fois. Dès sa naissance, l'enfant présente déjà une individualité. Certains sujets sont insatiables et faisant preuve d'un appétit étonnant, d'autres supportent mal un excès de régime et se contentent de petites rations. Il faut tenir compte de l'appétit et aussi de la valeur nutritive du lait.

Il est recommandé, chaque fois qu'on le peut, d'avoir à côté du berceau une balance pèse-bébé.

On en trouve différents modèles dans le commerce. Avec cet instrument on pèse l'enfant avant et après chaque tétée, la différence de poids indique la quantité de lait absorbée. Les enfants prennent chaque fois de 20 à 30 grammes et même plus.

Si l'on n'a pas de balance, on peut cependant juger si le repas a été profitable. L'enfant mis au sein se précipite sur le mamelon et on l'entend sucer avec avidité, il se repose par instant puis recommence, petit à petit il tète de moins en moins, se repose davantage entre chaque période de succion et finit par s'endormir avec du lait sur les lèvres. En pareil cas, il n'y a pas à s'inquiéter, l'enfant a son compte, il ne reste plus qu'à le déposer délicatement sur son moïse, sans le secouer et à le laisser dormir en paix. Rappelons encore à ce sujet qu'il est formellement interdit de bercer les enfants, c'est le meilleur moyen de troubler leur digestion et de les faire vomir.

Quand l'enfant tète mal, pour une raison quelconque, on le voit prendre le bout du sein, le quitter, crier, s'impatienter ; il suce le mamelon avec avidité, mais on n'entend pas le glou-glou caractéristique du lait avalé ; enfin, après des signes de colère, il s'endort mais pour peu de temps, se réveille et crie.

En principe, un enfant bien au chaud, bien nourri, sans que rien ne le comprime, sans être piqué par la moindre épingle, convenablement nourri, ne crie pour ainsi dire jamais. *Les cris du bébé ne proviennent pas de son mauvais caractère mais d'une souffrance quelconque qu'il convient de chercher.*

Plus l'enfant grandit, plus les tétées seront longues, copieuses, mais par contre moins fréquentes. Assez vite, on peut supprimer les dernières tétées du soir et permettre à la mère un repos plus prolongé.

Les rations de lait seront variables. Il faut savoir que la suralimentation peut être aussi dangereuse que la nourriture insuffisante. C'est une règle de dire que le litre de lait ne doit être donné que vers la fin de la première année.

Le poids ne suffit pas; il faut aussi mesurer la taille (voir plus loin).

Un enfant bien nourri et bien élevé est rose avec le teint clair, les joues fermes; il dort paisible, et se montre toujours d'humeur enjouée. Il a quatre à cinq selles par journée, semblables à de la purée bien liée, jaune dorée, rappelant la couleur des œufs brouillés; il urine chaque fois qu'il se réveille.

Lorsqu'un enfant ne se développe pas bien on remarque que les os du crâne chevauchent et que les fontanelles se dépriment. Chez l'enfant bien portant, la surface du crâne est lisse, tendue, sans aucun chevauchement.

L'enfant mal nourri, est pâle, il a des chairs molles et flasques, il dort mal, parfois trop longtemps ou au contraire il se réveille à chaque instant; il crie, ses selles sont de vilain aspect, verdâtres; il n'urine pas assez.

La constipation est un signe d'alimentation insuffisante, ou au contraire d'alimentation trop riche.

Le bon lait est un liquide blanc, contenant une foule d'éléments visibles au microscope.

Deux ou trois jours après l'accouchement (quelquefois plus tôt) la montée laiteuse apparaît avec un peu de fièvre et même le pouls rapide. Aujourd'hui, ce phénomène est considéré comme normal et l'on n'admet plus la fièvre de lait. Toute montée de thermomètre un peu sérieuse, chez la jeune accouchée, est l'indice d'une menace de complications septiques.

On peut voir les ganglions de l'aisselle grossir sans qu'il en résulte rien de fâcheux.

La sécrétion du lait peut être prolongée assez

longtemps, mais en fait, il n'y a aucun intérêt à pousser une femme à allaiter plus de quinze mois.

Hygiène de la nourrice. — La femme qui allaite est soumise à des règles de vie dans lesquelles s'associent les divers principes d'hygiène.

La nourrice devra surveiller son appétit et manger avec abondance mais sans excès.

Elle recherchera surtout les mets farineux, pommes de terre, légumes secs, pâtes alimentaires, pâtisserie, etc... C'est une faute que de lui changer brusquement son alimentation habituelle. Il vaut mieux se contenter de modifications judicieuses. La viande n'est pas nécessaire; il est même préférable d'en manger peu. Elle devra toujours être très fraîche. C'est une erreur de croire que l'alcool, ou les boissons fermentées, sont nécessaires; on pourra permettre un peu de vin, ou de la bière, à condition qu'il s'agisse de petites doses généreusement additionnées d'eau pure. Il faut défendre le thé et le café ainsi que toute eau-de-vie et liqueurs; on ne devra tolérer aucun vin reconstituant pas plus vin phosphaté que vin de quinquina, vin de viande, etc..., des pharmaciens.

Tous les acides sont défendus ainsi que les mets épicés ou faisandés, les fromages fermentés du type brie, camembert, roquefort, etc..., les fruits acides, le cresson, les asperges, les oignons, l'ail et les choux; on peut permettre les salades à condition qu'elles soient assaisonnées avec du jus de citron.

On ne sait pas exactement dans quelle proportion les médicaments passent dans le lait; ils y passent, sans aucun doute; aussi, en médicamentant la nourrice, il faut penser que l'on peut médicamenter le nourrisson, il convient donc de se montrer très prudent.

C'est à tort, semble-t-il, que l'on défend les purgatifs. Leur abus est néfaste, mais on peut en user de temps à autre, surtout lorsqu'il s'agit de purgatifs doux et à petites doses tels que le cascara, la bourdaine, l'huile de ricin.

La sécrétion lactée peut être un peu diminuée, mais cela ne dure pas.

Le chloral, l'antipyrine, l'atropine, sont réputés pour arrêter la production du lait.

La nourrice devra éviter toute fatigue, tout excès et rechercher le repos complet physique ou moral; elle devra éviter les émotions, les chagrins, les inquiétudes; les rapports conjugaux ont une influence néfaste.

Généralement, pendant l'allaitement, on voit

cesser les règles, mais cela ne veut pas dire que lorsqu'elles réapparaissent il faille cesser de nourrir. Pendant la période menstruelle le lait est moins abondant, le bébé peut se trouver gêné de ce fait, avoir des selles vertes, mais tout cela est sans inconvénients et de peu de durée.

Les hémorragies sont, par contre, un danger et ne peuvent se concilier avec l'état de nourrice.

Une nouvelle grossesse survenant apporte un surcroît de fatigue, mais il ne s'ensuit pas le sevrage obligatoire.

Parmi les médicaments proposés pour augmenter la sécrétion lactée (l'opothérapie n'a jusqu'ici donné aucun résultat excellent), voici une formule de tisane proposée par Marfan.

Extrait aqueux de galéga . . .	10	grammes
Chlorhydrophosphate de chaux.	10	—
Teinture de fenouil	10	—
Sirop de sucre	400	—
Essence de cumin.	15	gouttes

4 cuillerées à soupe par jour
ou bien encore : 4 à 5 tasses par jour d'une infusion faite avec 6 ou 8 feuilles de coton par tasse.

Sevrage d'un enfant au sein. — Le sevrage

proprement dit est la cessation brusque de l'allaitement. On peut lui préférer un sevrage lent qui consiste à associer l'allaitement artificiel au naturel.

Quand l'allaitement au sein n'est pas suffisant, on est parfois obligé de demander secours au lait d'un animal. C'est ce qu'on appelle l'allaitement mixte dont les résultats sont excellents. Du moment que l'enfant prend un peu de lait maternel il semble que, de ce fait, il échappe aux inconvénients de l'allaitement artificiel.

Il n'y a pas d'avantage réel à prolonger longtemps le sein pour un nourrisson au delà d'une année accomplie. Les mois chauds, juin, juillet, août, septembre, ne sont pas favorables au sevrage et beaucoup de nourrissons répugnent au changement de régime. Il est le plus souvent nécessaire de les habituer à prendre d'abord du lait de vache à la cuiller ou au biberon, avant de leur donner des soupes.

Les premières soupes de l'enfant seront des bouillies au lait mélangées d'une cuillerée de farine de froment, de tapioca, de semoule, délayées auparavant dans un peu d'eau froide.

On trouve dans le commerce diverses préparations : farines lactées, phosphatine, etc..., qui rendent de bons services.

On peut préparer chez soi un excellent *racahout* mélangeant, à parties égales, de la farine de fécule de pomme de terre ou d'orge et du cacao soluble en poudre pour deux parties de sucre en poudre; mais cet aliment ne doit être donné qu'à titre exceptionnel.

On peut en même temps donner à l'enfant quelques croûtes de pain sec ou des biscuits secs.

Suivant les auteurs, on voit défendre, ou recommander, des jaunes d'œufs ou des œufs à la coque. Certains vont même jusqu'à prescrire de la viande râpée. J'avoue que mes préférences vont au régime lacto-végétarien exclusif jusqu'à l'âge de quatre ans au moins et même de six ans.

A la campagne, les œufs frais peuvent être donnés aux enfants de bonne heure, mais à la ville il vaut mieux les défendre jusqu'à l'âge de quatre ans.

Dès un an, on peut donner aux enfants des purées bien passées, des bouillons de légumes, des fruits, des compotes, mais il est nécessaire de faire subir aux aliments une cuisson prolongée d'au moins quatre à cinq heures.

Dès qu'on cesse de donner le sein, le lait tend à disparaître, mais ce n'est pas parfois sans douleur, il est d'usage d'offrir un purgatif. On évitera bien des ennuis et on facilitera le retour à la normale, en garnissant les deux seins d'une épaisse couche de ouate et en les maintenant dans une large écharpe de flanelle aussi serrée que possible.

On peut donner la formule suivante :

Sulfate d'atropine	un milligramme
Sulfate de magnésie	30 grammes
Infusion de gentiane.	250 —

une cuillerée à soupe toutes les deux heures jusqu'à la fin de la bouteille.

Allaitement par nourrice. — Rien ne vaut l'allaitement maternel. L'allaitement par nourrice a le grave inconvénient de séparer l'enfant de sa mère. Le législateur s'est préoccupé de la question qui est régie par la loi Roussel.

Malgré cela, il faut reconnaître que la mortalité infantile, si inquiétante pour l'avenir de la race, est, en grande partie, due à l'institution des nourrices. Il faut voir, dans les campagnes, les femmes qui se chargent d'élever les enfants. Le plus souvent elles gardent leur lait pour leur propre enfant et donnent à l'étranger du lait de vache ou même des soupes de pain, sans aucune précaution. Il se commet ainsi sur tout le territoire, chaque jour, à chaque heure, de véritables assassinats clandestins contre lesquels on ne peut protéger les innocents qui en sont les victimes.

Si la nourrice se place en ville dans une famille riche, elle abandonne son propre enfant à la campagne à quelque voisine et en ce cas ce n'est plus le nourrisson bourgeois qui est en danger, mais le petit campagnard.

Chaque année, à Paris, avant la guerre, sur 50.000 naissances, environ 16.000 nouveau-nés, en moyenne, étaient expédiés dans les départements pour y être élevés loin de leurs parents et presque toujours au biberon, parce que ce mode d'élevage est moins dispendieux.

Dans le fameux roman de J.-J. Rousseau : *Emile ou de l'éducation*, on trouve les lignes suivantes qui sont toujours d'actualité :

« Depuis que les mères, méprisant leur pre-
« mier devoir, n'ont plus voulu nourrir leurs
« enfants ; il a fallu les confier à des femmes mer-
« cenaires qui, se trouvant ainsi mères d'enfants
« étrangers, pour qui la nature ne leur disait rien,
« n'ont cherché qu'à s'épargner de la peine...
« mais que les mères daignent nourrir leurs
« enfants, les mœurs vont se réformer d'elles-

« mêmes, les sentiments de la nature se réveiller « dans les cœurs, l'État va se repeupler, l'attrait « de la vie domestique est le meilleur contre-« poison des mauvaises mœurs. Le tracas des « enfants qu'on croit importun, devient agréable, « il rend le père et la mère plus nécessaires, plus « chers l'un à l'autre, il resserre entre eux le lien « conjugal. »

Il est incontestable que chaque espèce animale possède un lait qui lui est propre et spécialement élaboré en vue de l'alimentation des petits. Le lait de femme est le seul qui convienne à l'enfant. Rien ne peut le remplacer et il n'est pas un produit, même parmi les plus connus par une publicité coûteuse, qui puisse remplacer le lait de femme.

Nous verrons tout à l'heure que l'on peut réussir l'allaitement artificiel, mais on a d'autant plus de difficultés qu'on commence sur un jeune enfant. Un nourrisson de trois à quatre mois supporte beaucoup mieux le lait de vache que le nouveau-né; c'est pourquoi on doit recommander aux mères, qui se trouvent dans de telles conditions qu'elles ne peuvent assurer un allaitement continu, de donner le sein, au moins pendant les trois premiers mois.

Nous nous permettons de conseiller aux mères de nourrir leur propre enfant car elles n'en auront que satisfaction... Si les femmes savaient quel plaisir il y a de nourrir les enfants... Le plaisir que l'enfant donne est inexprimable.

Dans l'antiquité, on ne connaissait pas la nourrice et on blâmait les mères qui refusaient de nourrir leurs enfants. Il faut des circonstances exceptionnelles pour voir, dans la littérature, un nourrisson allaité par une étrangère. Il fallut le luxe à Rome et les mœurs corrompues pour changer cet état de chose.

On peut admettre que la plupart des mères voudraient nourrir leurs enfants. Si elles ne le font pas, c'est par la suite de circonstances indépendantes de leur volonté. Dans les classes riches, il faut accuser les maris et la complaisance des accoucheurs. Sous prétexte que la femme est nerveuse, on favorise un abandon suggéré par des questions de mode, de coquetterie et un appétit pour les plaisirs et la vie mondaine tout à fait blâmable.

Dans les classes pauvres, la grande coupable est la pauvreté elle-même.

« Nous savons tous, que la misère, les mœurs « vicieuses, sont les plus grands ennemis de la

« santé publique, et que la vie des jeunes enfants, « spécialement, est bien plus menacée quand ils « naissent dans un milieu malheureux que dans « un milieu fortuné (Variot).

Bien des enfants sont présentés aux consultations des hôpitaux comme étant malades ou délicats qui n'ont d'autre affection que le manque de soins.

« La mortalité infantile de 0 à 1 an à Paris, « n'est-elle pas de 24 0/0 dans le quartier de « Belleville, tandis qu'elle atteint à peine 8 0/0 « aux Champs-Elysées ».

Le commerce honteux des nourrices, cette vente d'un lait qui appartient à un nourrisson, au bénéfice d'un enfant plus riche, devrait être interdit au même titre que l'esclavage. Nombre de grands esprits se sont élevés contre la nourrice mercenaire, parfois fille-mère, ne trouvant pas d'autre emploi, pour vivre, parfois aussi, femme mariée attirée par l'appât du gain. Citons notamment Brieux auquel revient la paternité d'un mot qui a fait fortune : la « remplaçante » pour désigner la nourrice de cette catégorie.

Nous n'avons pas à entrer dans les questions d'ordre moral soulevées par le triste sort des filles-mères, mais il faut reconnaître que, dans la société actuelle, leur sort est effroyable. S'il en est de dénaturées, la plupart sont des malheureuses ayant d'excellents instincts, qu'un peu de compassion humaine pourrait relever. L'enfant apporte à la mère un soutien moral et cela est si vrai que, malgré l'organisation tout à fait remarquable des Enfants Assistés, la plupart des femmes se refusent à abandonner leurs enfants. Il en est qui préfèrent sottement les voir mourir plutôt que de les confier à l'Assistance Publique.

Le législateur n'ignore pas la gravité de toutes ces questions de protection de la mère et de l'enfant et il est certain que nous entrons dans une ère de réformes qui sera féconde en résultats.

A côté des filles-mères, on doit porter toute son attention sur les ménages pauvres, trop souvent atteints par le chômage, la maladie, et dont l'état de santé est aggravé par l'alcoolisme.

On ne saurait trop féliciter les chefs d'industrie intelligents qui entretiennent des crèches, avec consultations des nourrissons, dans une annexe de leur usine.

Beaucoup d'emplois occupés par des femmes interdisent à celles-ci de devenir mères et surtout d'allaiter leurs enfants. Par crainte de perdre leur place, elles doivent se résigner au secours des nourrices.

Les familles riches, qui emploient des nourrices, ne savent pas assez que, pour une bonne nourrice on en trouve dix mauvaises. Pour des raisons inconnues, le lait de certaines ne convient pas au nourrisson, d'autres perdent leur lait au bout de peu de temps par suite d'un changement de climat, de régime, d'habitudes. Une femme qui abandonne son enfant, par amour de l'argent, ne saurait être bonne et fidèle personne recommandable.

Les meilleures sont inquiètes de leur ménage délaissé et de l'enfant qu'elles ont à la campagne. Elles sont soucieuses, regrettent leur nouvelle condition, leur lait s'altère et le nourrisson souffre. A côté de cela on rencontre des femmes devenues de véritables professionnelles et qui ont contracté toutes les mauvaises habitudes possibles, dont les moindres sont des mœurs déplorables, le goût de l'alcool, et une roublardise bornée mais terrible qui font qu'elles deviennent le tyran de la maison.

Bien peu d'enfants n'ont qu'une seule nourrice jusqu'à leur sevrage et les changements ne sont pas sans danger. En outre, elles sont très exigeantes pour leurs salaires. En dehors de leur lait, elles se refusent à tout service. Il en est beaucoup qui ont recours à des subterfuges criminels pour obtenir la tranquillité et faire cesser les cris de leurs nourrissons. Ces pratiques sont fort difficiles à décrire et nous demandons à être compris à demi-mot.

Etant donné que l'allaitement artificiel a fait des progrès considérables, nous ne pouvons que nous associer à l'opinion générale de nos maîtres d'aujourd'hui et dire, suivant la formule célèbre : 1° *Le lait de la mère appartient à son enfant*; 2° *La femme riche qui vient d'accoucher n'a pas le droit d'acheter le lait d'une femme pauvre*; 3° *Rien ne vaut l'allaitement maternel qu'il soit au sein ou suivant les méthodes de l'allaitement artificiel*; 4° *A défaut du lait de la mère on s'adressera à l'allaitement artificiel.*

Dans les pays latins l'usage des nourrices est très répandu, il n'en est pas de même en Angleterre, en Suède, en Norvège, etc... Les beaux enfants que l'on peut admirer en Angleterre sont l'œuvre et l'orgueil des mères. Les nurses, si à la mode à Paris, ne sont appelées en Angleterre qu'auprès des enfants malades.

Il faut espérer que, plus tard, il ne sera même plus besoin de parler des nourrices mercenaires dans un ouvrage d'hygiène quel qu'il soit.

Allaitement artificiel au lait d'animaux. — Avant de décrire en détail les règles de l'allaitement artificiel, très simples pour quiconque en a un peu l'habitude, sous leur apparente complication, examinons d'abord les qualités des laits différents offerts à notre choix.

Les fonctions du tube digestif des nouveau-nés sont troublées par la moindre cause. Plus du tiers des enfants morts, dans leurs premières années, provient des troubles gastro-intestinaux, la plupart observés chez des enfants élevés au biberon.

Lait de chèvre. — De toute antiquité le lait de chèvre a été employé pour nourrir les enfants; n'avons-nous pas l'illustre exemple de Zeus maître de l'Olympe, nourri en cachette dans une antre de l'île de Crète par la chèvre Amalthée? La chèvre est facile à nourrir et coûte peu. Dans les villes, sous la conduite d'un berger plus ou moins espagnol, elles apportent elles-mêmes leur lait à domicile.

Si l'on compare la valeur et la composition des différents laits d'animaux entre eux et par rapport au lait de femme, on voit que le lait de chèvre conie nt relativement peu de sucre de lait pour une grande quantité de caséine, de sels et de beurre.

Par l'élevage, on peut modifier ces chiffres et il est certain que dans quelques pays, en particulier en Espagne, et dans les régions montagneuses, on élève des enfants par ce moyen. A Paris, il faut reconnaître que les résultats se montrent presque toujours mauvais et nous savons, depuis quelques années, que l'on expose l'enfant au danger de la fièvre de Malte.

Tarnier, Parrot, Variot et autres déconseillent formellement le lait de chèvre, pur ou coupé d'eau, cru ou bouilli, stérilisé, à Paris tout au moins.

Lait d'ânesse. — C'est un lait assez maigre dont la composition se rapproche du lait de femme; il est pauvre en beurre et en matières albuminoïdes. C'est un aliment insuffisant qui supporte mal la stérilisation, l'ébullition et fermente très vite. Il coûte cher et n'est pas facile à se procurer. Il y a cependant quelques cas très rares où il peut être recommandé mais pendant une durée très limitée.

On a rapporté des cas d'allaitement par une chienne, une brebis, etc..., mais ces observations sont beaucoup trop rares pour que l'on puisse en tirer une conclusion utile.

Actuellement, on admet que seul, le lait de

vache, peut-être substitué au lait de femme.

Composition chimique du lait de femme (d'après Armand Gautier).

Densité	1.030
Eau	874,1
Caséine	10,2
Albumine	12,6
Beurre	37,8
Lactose	62,1
Sels minéraux	3,1
Résidus fixes à 100°	125,9

Lait de chèvre (d'après Fery).

Densité	1.033,86
Eau	856,66
Caséine	44,27
Extrait sec	164,94
Beurre	60,68
Lactose	48,56
Sels minéraux	9,10

Lait d'ânesse (d'après Michel), (ânesse de Paris).

Eau	912,30
Caséine	9,4
Albumine	5,3
Beurre	9,3 à 16,6
Lactose	61,7
Extrait sec	89,5
Sels minéraux	3,6

Lait de vache.

Densité	1.033
Eau	864,3
Albuminoïdes	33,3
Sucre.	52,8
Beurre.	42,0
Sels minéraux	7,6
Résidus secs.	135,7

Le lait de vache est un liquide blanc ou blanc-jaunâtre dans lequel une faible quantité d'acide azotique précipite la caséine à faible température (40° ou 50°).

Sa composition est très variable suivant les pays, l'alimentation, l'espèce et la saison.

L'eau bue en abondance, le sel marin, l'alimentation en prairie, augmentent la quantité du lait, mais en augmentant la teneur en eau. On augmente la richesse en beurre en donnant à la vache des recoupes, du son, des racines sucrées, des légumineuses. En donnant des tourteaux, dont on extrait l'huile de lin, ou de l'huile de noix, etc..., le lait acquiert une saveur désagréable; par contre le trèfle, les foins riches en fleurs de l'espèce labiée, l'anis, etc... lui donnent un goût et un parfum agréables.

Les drèches de sucrerie, qui sont le résidu de

l'écrasement des betteraves, fermentent très vite et communiquent un très mauvais goût ainsi que l'absinthe, le genêt, les pousses de sureau, l'artichaut, le colza, les pommes de terre germées, l'abus de choux fourragers; les feuilles de chênes rendent le lait astringent; la carotte, le safran, les indigos, la mercuriale, la garance lui communiquent leur couleur; le colchique, les euphorbes peuvent le transformer en poison dangereux; il est vrai que, peu après la traite, le lait, en pareil cas, au contact de l'air, acquiert des teintes rougeâtres, etc..., qui mettent le consommateur en garde.

Le lait pur se congèle à moins 0 degrés 55. S'il est additionné d'eau, il se congèle au voisinage de 0°. Cette constatation permet, au besoin de reconnaître le lait mouillé.

Laissés au repos, tous les laits se divisent lentement en deux couches : un liquide chargé d'eau, de couleur bleuâtre, qui est le lait écrémé, recouvert d'une couche moins dense mais plus épaisse, très riche en beurre et qui forme la crème. L'exposition du lait à une température de + 25° à + 30° hâte l'ascension de la crème.

On possède des écrémeuses qui font instantanément cette séparation et dont le principe repose sur les mêmes données que le centrifugeur dont on se sert en laboratoire pour séparer les liquides.

Le lait conservé à l'air, et même à l'abri de l'air, s'oxyde peu à peu. Il devient acide et finit par se cailler par suite de la fermentation du sucre de lait qui produit de l'acide lactique. La fermentation est activée par une température de 35° à 30°.

La caséine n'est pas dissoute dans le lait car elle ne filtre pas à travers le filtre en porcelaine.

Quand elle est coagulée, on ne peut plus la remettre en dissolution. La caséine, sous l'action du « lab ferment », communément appelé « présure » se dédouble et fournit le *caséum* ou *fromage*.

La caséine constitue la matière albuminoïde principale du lait; il y en a d'autres en petite quantité, comme par exemple la *lactalbumine*. L'ensemble des substances albumineuses forme de dix à cinquante pour mille du poids du lait.

Les peptones et les protéoses sont absentes.

La caséine n'est pas identique dans tous les laits, c'est ainsi que le lait de femme ne précipite pas par les acides étendus.

Le beurre, contenu dans la crème, comporte pour le lait de vache, de l'oléine et de la margarine, avec 2 0/0 de butyrine et un peu de stéarine et d'autres corps gras.

On compte de 10 à 60 grammes de beurre chez la femme, alors qu'on en trouve de 30 à 82 grammes chez la vache.

Le *sucre de lait*, *lactose* ou *lactine*, se forme dans la mamelle sans qu'on puisse expliquer son origine.

Les laitiers ont l'habitude d'écrémer leur lait pour en retirer la crème qu'ils transforment en beurre par le barattage. Le barattage consiste à battre le lait violemment dans un récipient clos appelé baratte, ce qui a pour résultat de briser la mince pellicule qui entoure chaque bloc de beurre et de réunir tous les globules en un seul globe compact.

Sauf dans des cas spéciaux, le lait écrémé ne convient pas aux enfants.

Il est assez étonnant de voir comme le lait, cet aliment de première nécessité, est maltraité par les producteurs. Si, depuis quelques années, des progrès incontestables ont été réalisés par des propriétaires consciencieux, il suffit de parcourir un peu les campagnes pour se rendre compte que, en grande majorité, l'industrie laitière est presque aussi avancée en France aujourd'hui qu'elle l'était du temps de saint Louis. Quand on sait les conditions hygiéniques indispensables que l'on doit rechercher pour soutirer, transporter, et conserver le lait, on ne peut s'empêcher de constater amèrement la différence qui existe entre ce qui se fait dans les campagnes et ce qu'il serait désirable d'y voir pratiquer. Que d'étables sombres, encombrées d'instruments, de foin, jamais lavées dépourvues d'air et de lumière !

Combien sont-ils ceux qui s'astreignent à laver les vaches ? La saleté la plus répugnante préside aux opérations de la traite, les récipients sont lavés dans l'eau d'un puits quelconque où viennent s'infiltrer les purins du voisinage ; les garçons laitiers ou les vachères ne se lavent même pas les mains et ne se privent d'ailleurs nullement de se mouiller les paumes aux jets directs du lait qui tombe dans le seau. Il faut avoir vu les coutumes campagnardes pour croire à tant d'inintelligence.

Pendant le transfert de la laiterie au consommateur, le lait peut subir diverses fermentations et des falsifications de toute sorte, la fraude la plus anodine est ce qu'on appelle le « mouillage », qui consiste à ajouter de l'eau. Certains laitiers vendent un mélange de lait écrémé enrichi, par l'addition d'un peu de lait pur, qu'il est assez difficile de déceler sans pèse-lait.

Il est certain que la fraude s'exerce en grand si l'on considère les chiffres donnés par Variot pour Paris. La capitale consomme tous les jours un peu plus d'un million de litres de lait, or, les octrois montrent que les grandes compagnies laitières viennent ramasser dans les départements, environ 750.000 litres. Si l'on y ajoute les 50.000 litres produits dans le département de la Seine, et les 50.000 litres récoltés dans les vacheries établies dans Paris même on voit que nous sommes loin du compte et cependant le laboratoire municipal ne cesse de prélever des échantillons qu'il analyse pour en doser la matière grasse.

Avec un densimètre spécial, vulgairement appelé « pèse-lait », on évalue la densité du liquide et c'est déjà une indication contre le mouillage.

L'ingéniosité des fraudeurs est extrême. Certains n'hésitent pas à substituer, à la crème du lait, certaines substances, dans le but de reconstituer au précieux liquide son apparence première. C'est ainsi que des individus ont été pris à ajouter de la gomme, de la dextrine, de la colle de poisson, de l'amidon et même de la cervelle de bœuf écrasée. Il est commun d'ajouter aujourd'hui des émulsions de graisse végétale, voire même de l'huile de ricin.

Pour empêcher le lait de fermenter et de tourner, des industriels y mêlent du bichromate ou chromate neutre de potasse, du bicarbonate de soude, du borate de soude, de l'acide salicylique, du formol, de l'eau oxygénée, etc.....

Les commissions parlementaires étudient des projets de lois pour réprimer les fraudes et assurer les contrôles. Actuellement c'est en Amérique, ou tout au moins dans l'État de New-York, que la surveillance du lait semble le mieux assurée. Le commerce n'en est pas libre. Les récipients doivent être construits selon des modèles réglementés, les boutiques de vente doivent remplir des conditions spéciales où sont étudiées l'aération, la température et la ventilation,

Le marchand et ses employés doivent fournir des certificats de bonne santé; ils ne peuvent soutirer du lait d'un récipient sans avoir auparavant agité toute la masse. Les sanctions sont sévères, elles consistent en amendes élevées et en la suppression du privilège de vente.

Le grand avantage des laits stérilisés, vendus en récipients scellés, est d'éviter toute fraude.

Stérilisation du lait. — Pour élever un enfant

à l'allaitement artificiel, il faut un lait de vache pur et propre, ce qui est à peu près impossible, il faut le reconnaître, actuellement. Les fautes multiples d'asepsie sont la cause la plus ordinaire des diarrhées infantiles, si graves, qui frappent les enfants pendant les périodes chaudes de l'année car à ce moment le lait pullule de microbes dangereux (voir plus loin).

Il est certain que la couleur et surtout l'opacité du lait masquent les saletés. On peut, par transparence, reconnaître si une eau est souillée, le lait est bu, pour ainsi dire, les yeux fermés.

Si on laisse reposer, pendant deux heures environ, dans une grande éprouvette, du lait vendu sur le marché, on voit peu à peu se déposer dans le fond une couche sombre. L'étude de ce dépôt montre qu'il s'agit de débris de matières fécales contenant un nombre incroyable de microbes, avec des débris de végétaux, de paille, des poils, des poussières diverses.

Récemment, en Angleterre, on a étudié la malpropreté du lait en examinant divers échantillons que l'on centrifugeait. M. Guerbet sur 50 échantillons prélevés à Rouen, et par comparaison avec les résultats obtenus en Angleterre, a trouvé 35 laits contenant 5 à 7 grammes de dépôt pour quarante centimètres cubes de lait; 12 contenant 3 grammes et 3 seulement en contenant moins de 3 grammes.

Malgré cela, on est forcé d'user du lait, même avec ses impuretés, car, jusqu'à présent, on n'a rien trouvé qui puisse le remplacer. Heureusement que, depuis les découvertes de Pasteur, nous sommes parvenus à stériliser les aliments et, maintenant, le biberon ne présente plus les caractères meurtriers qui effrayaient tant de mères.

Ne nous attardons pas sur les microbes que l'on rencontre dans le lait. Tous, ou presque tous, peuvent y vivre. Michel s'est rendu compte qu'un litre de lait, trait à six heures du matin, et qui contenait, deux heures après la traite, neuf mille bactéries par centimètre cube, en était garni, vingt-sept heures après, de cinq millions six cent mille; ceci prouve la rapidité avec laquelle se multiplient les hôtes dangereux. Michel a constaté également que, plus on se rapprochait de la température du corps, plus la multiplication microbienne était active, d'où ces deux indications; donner le lait le plus tôt possible après la traite et le conserver dans un endroit frais à basse température.

Tous les microbes ne sont pas également dangereux. C'est ainsi qu'il existe des bactéries probablement apportées avec les poussières de l'atmosphère, que l'on voit toujours pulluler, lorsque le lait se coagule, c'est-à-dire lorsqu'il s'aigrit et « tourne ». On leur a donné le nom général de « ferments lactiques ». Ils ont pour effet de transformer le sucre de lait en acide lactique.

Lorsqu'il y a 7 à 8 0/0 d'acide lactique, la caséine se coagule et cela d'autant plus vite que l'on chauffe le lait à une température voisine du point d'ébullition

Pasteur, le premier, a décrit un « bacillus lacticus ». Depuis on en a découvert d'autres ayant chacun leur action propre. Quand la fermentation lactique est terminée, d'autres ferments agissent pour transformer l'acide lactique en acide butyrique. D'autres fermentations s'observent suivant les circonstances et on les attribue à toute une catégorie de ferments plus ou moins bien connus.

Quelques-unes de ces bactéries se multiplient par des spores qui résistent à des températures supérieures à 100 degrés. On a aussi découvert des moisissures de la famille des champignons. Les unes sont utiles, les autres sont nuisibles; c'est ainsi que dans le commerce on vend des ferments, ou plutôt des mélanges de ferments de la classe des champignons qui permettent de préparer le *Képhir*.

A côté de ces ferments d'action variable, parfois utilisés en médecine, parfois accusés de favoriser diverses substances toxiques, on rencontre les microbes ordinaires des maladies infectieuses apportés par des souillures du lait ou par une maladie quelconque du pis de la vache, et dont on conçoit tout le danger.

Voici, d'après Heim, un tableau où l'on verra comparés les temps pendant lesquels peuvent vivre, dans le lait ou dans ses dérivés, trois microbes redoutables.

	Microbe du choléra	Fièvre typhoïde	Tuberculose
	—	—	—
Lait	0 jours	35 jours	10 jours
Beurre.	32 —	21 —	30 —
Fromage blanc.	0 —	1 —	2 —
Petit lait. . . .	2 —	1 —	12 —
Fromage. . . .	1 —	3 —	15 —

On ne saurait trop répéter que les mouches domestiques ou autres, sont particulièrement redoutables pour les humains, à cause de leur prédilection pour le lait. Le coli-bacille, que l'on rencontre si souvent, est presque toujours apporté par des mouches qui le véhiculent avec abondance, depuis les innombrables excréments qui jonchent le sol, jusqu'aux pots de lait contenus dans les cuisines.

Il y aurait encore bien des choses à dire, mais nous jugeons inutile d'insister, car les lignes qui précèdent justifient amplement la nécessité de ne donner aux nourrissons que du lait pur et stérilisé.

Les inventeurs se sont tout d'abord ingéniés à obtenir une traite donnant toutes les garanties d'asepsie voulues. Dans de rares établissements modernes, les récipients sont stérilisés, les pis de vaches et les mains des trayeurs, sont soigneusement nettoyés et l'on arrive ainsi à recueillir un lait contenant très peu de germes. Il faut reconnaître que toutes ces précautions nécessitent un personnel d'élite, une surveillance constante et entraîne un prix de vente assez élevé.

On a inventé des machines à traire qui sont d'un usage courant en Suède. Leur description est assez compliquée; en principe il s'agit de boîtes que l'on applique sur le pis et dans lesquelles se meut une plaque caoutchoutée qui fait office de trayère. Le mouvement en est assuré par des pistons activés à l'électricité ou à l'air comprimé.

Ces machines sont faciles à entretenir dans un état de propreté rigoureux et les animaux les acceptent très volontiers. Pour un troupeau de cent vaches, il faut compter huit à dix machines. Deux domestiques suffisent pour accomplir toute la traite, en deux heures environ.

Pour conserver le lait, on s'est adressé à des antiseptiques et l'usage a démontré qu'il n'y en avait pas un seul capable de détruire les germes sans altérer le goût et la composition du lait. Le moins mauvais de tous est l'oxygène.

Par le froid, on retarde la corruption du lait mais on ne détruit pas les microbes. Depuis quelques années les industriels congèlent le lait recueilli dans les fermes, le transforment en blocs de glace et peuvent ainsi l'expédier au loin sans danger de coagulation et de fermentation. On fabrique même des tablettes plates de lait congelé qui peuvent se conserver une vingtaine de jours. Contrairement au préjugé populaire, le lait gelé n'a aucun mauvais goût, à condition qu'on ait la patience de ne le consommer qu'après l'avoir aissé fondre complètement et agité pour mélanger tous ses éléments. Il doit être consommé aussitôt après sa fusion.

Les rayons ultra-violets du spectre solaire,

usités pour stériliser l'eau et les liquides transparents, n'ont pas encore trouvé leur application pratique pour le lait.

Stérilisation du lait par la chaleur. — Actuellement, il n'existe qu'un moyen de stériliser le lait, c'est d'employer la chaleur et c'est à elle que l'on s'adresse pour l'allaitement artificiel.

Le procédé le plus simple consiste à faire bouillir le lait. C'est à tort que l'on accuse le lait bouilli d'être difficile à digérer. Des expériences précises ont prouvé qu'il n'en était rien. « Il est « parfois long, irritant même, de revenir d'une « erreur et d'en convenir lorsqu'on a lutté pour « la faire triompher, mais, avec les données pré- « cises de la bactériologie ce serait nier l'évidence « que de vouloir ignorer les inconvénients du lait « cru, et plus rien ne saurait justifier un sem- « blable parti pris ». (G. Variot).

L'ébullition est le minimum de garantie que l'on doive exiger pour l'emploi d'un lait, aussi propre soit-il. Elle a d'abord l'avantage de montrer bien souvent la qualité du liquide car, lorsqu'il y a des microbes en incubation, la chaleur fait tourner le lait. Le lait bouilli se conserve davantage. Il y a donc tout bénéfice à s'en servir aussi bien pour les adultes que pour les enfants.

Quand le lait monte, il n'est qu'à 85°, il n'est donc pas bouilli, il est nécessaire de crever la peau qui le recouvre et de le laisser sur le feu jusqu'à ce qu'il soit apparu plusieurs gros bouillons, donc encore pendant cinq à six minutes au moins. Il en résulte une certaine concentration. Pour l'éviter il faut ajouter un peu d'eau pure qui permettra de prolonger l'ébullition à feu doux pendant quinze à vingt minutes. La peau, que l'on observe en surface, est faite de caséine; on peut l'enlever sans inconvénient. Le lait bouilli doit être consommé dans la journée.

La pasteurisation consiste à chauffer le lait à 75° ou 80°. Elle est suffisante pour arrêter les fermentations du vin par exemple, mais pour le lait elle est assez illusoire et on y renonce aujourd'hui.

La stérilisation véritable est la méthode qui s'impose aujourd'hui. Soxhlet, le premier, inventa pour son propre enfant un appareil simple permettant de stériliser le lait. Depuis, la méthode s'est perfectionnée et toute mère aujourd'hui devrait la connaître.

On obtient à domicile, très aisément, une stérilisation relative suffisante, mais qui ne saurait convenir à l'industrie, nous devons examiner :

1° la stérilisation à domicile; 2° la stérilisation industrielle.

Voici comment on stérilise le lait avec les appareils brevetés que l'on trouve dans le commerce et qui sont des marmites contenant un corbeillon métallique où l'on dispose autant de bouteilles qu'il y aura de tétées dans les vingt-quatre heures. Dans chaque bouteille graduée (il sera bon au préalable de vérifier si la graduation est exacte) on met la quantité de lait nécessaire et variable suivant l'âge de l'enfant, calculée pour une seule tétée. On dispose sur chaque bouteille un bouchon spécial en caoutchouc, on place les flacons dans le porte-bouteilles, on dispose ce dernier dans la marmite. On verse dans celle-ci de l'eau jusqu'à niveau, à peu près, de celui du lait dans les flacons. On ajuste le couvercle et on met le tout sur le feu.

Quand l'eau est arrivée à l'ébullition, on regarde l'heure et on laisse bouillir pendant quarante minutes. Si l'on a mis des bouchons rondelles Soxhlet, les gaz sortent des flacons en soulevant celles-ci. On retire enfin la marmite et on la laisse refroidir lentement.

Quand on retire le panier on voit que les bouchons en caoutchouc sont fortement appliqués sur le goulot et déprimés dans leur centre, par suite du vide qui s'est produit dans la bouteille.

Malgré la stérilisation, il est prudent de conserver les bouteilles dans une cave fraîche. Il faut se garder de toucher aux bouchons avant le moment de la tétée. Lorsque l'heure est venue, on fait tiédir doucement une bouteille dans l'eau chaude; on enlève le bouchon et on applique une tétine sur le goulot sans transvaser le lait.

On trouve, dans le commerce, de petits bouchons en forme de capuchon, en caoutchouc extensible, qui constituent un excellent système très pratique adopté à la biberonnerie des enfants assistés.

Il est capital de savoir que la stérilisation, ne confère aucune qualité supplémentaire au lait. Si celui-ci n'est pas frais, s'il n'est pas pur, les toxines qu'il contient ne sont pas détruites, on ne saurait donc se désintéresser de se procurer un bon lait.

Cette stérilisation familiale est très suffisante pour alimenter des nourrissons chez eux ou dans un hôpital, mais elle n'est pas assez complète pour des applications industrielles. Dans l'industrie, on stérilise les flacons dans des autoclaves à vapeur sous pression permettant d'obtenir des températures de 120°.

Chaque industriel exploite un procédé breveté spécial, chacun possède aussi des secrets de fabrication qu'il se garde de faire connaître. On est parvenu actuellement à préparer des laits stérilisés que l'on peut consommer plusieurs années après leur préparation.

Il faut signaler cependant quelques inconvénients. Le lait surchauffé, comme le lait frais, se divise en crème et en lait, il prend souvent une coloration jaunâtre et on lui trouve parfois un goût spécial désagréable dû à la cuisson. Le grand reproche que l'on puisse faire c'est que le lait est un aliment vivant alors que, stérilisé, il devient un aliment mort. Il n'y a pas longtemps qu'on a trouvé dans ce fait l'explication de certains insuccès dans l'élevage des nouveau-nés au biberon. Le jeune enfant a besoin de ces principes encore mystérieux indispensables à la vie, qu'on appelle des « vitamines ». Pour remédier à l'absence de vitamine on a pris l'habitude aujourd'hui de donner chaque jour, pendant l'intervalle de deux tétées, une cuillerée à café de jus d'orange ou de citron dans du miel.

Mais les insuccès sont exceptionnels, et devant

l'immense majorité des cas, des résultats obtenus par les laits stérilisés industriellement sont tellement remarquables que toutes les critiques théoriques peuvent être négligées.

Pour empêcher la séparation de la crème, des industriels fabriquent maintenant des laits « homogénéisés » qui remplissent toutes les conditions désirées.

« L'homogénéisation du lait est une simple opé-
« ration mécanique qui consiste à émulsionner la
« matière grasse de ce liquide de façon à détruire
« la force ascensionnelle des globules gras qu'il
« renferme et à empêcher leur réunion, c'est-à-
« dire la formation de la crème... C'est un procédé
« français qui fut surtout étudié par Julien, Gau-
« lin, Bonnet et Lécuyer... » (Chevalier).

Malgré les avantages incontestables de la stérilisation industrielle, nous gardons nos préférences pour la stérilisation familiale effectuée le jour de la consommation. Les laits industriels ne doivent être employés qu'à titre d'exception et à défaut d'autres.

Nous dirons la même chose pour les laits condensés, sucrés ou non, laits en poudre, etc...

Le lait condensé est obtenu par l'évaporation du lait ordinaire. Il convient de le ramener à une teneur normale par l'addition d'une quantité définitive d'eau bouillie tiède.

La poudre de lait est d'un emploi très facile mais il semble qu'elle ne réussisse pas bien pour les enfants.

Technique de l'allaitement artificiel. — L'allaitement artificiel emploie le biberon. L'enfant boit mal dans un verre car il boit trop vite et avale de l'air. Il n'y a que chez les enfants débiles qui n'ont pas la force de téter que l'on peut autoriser momentanément l'usage de la petite cuiller.

Les fouilles des archéologues ont démontré que les biberons datent de la plus haute antiquité. Avec le temps, on était parvenu à établir des appareils assez compliqués.

Aujourd'hui, plus un biberon, plus une tétine seront simples, plus il sera facile de les nettoyer, de les débarrasser des grumeaux de lait susceptibles de fermenter, meilleurs ils sont.

Nous ne nous attarderons pas à décrire tous les systèmes connus qui sont maintenant abandonnés. Il n'existe aujourd'hui qu'un seul système : celui que nous allons décrire. Tous les autres sont à rejeter car ils sont néfastes et défendus, non seulement par les hygiénistes, mais aussi par les règlements administratifs et aussi par une loi.

Il est extraordinaire de voir que, malgré les conseils, les raisonnements et les interdictions, on puisse encore trouver chez certains pharmaciens, chez les droguistes, et même dans les bazars, des biberons à long tube, véritables instruments de mort, dans lesquels de malheureux enfants tirent de toutes leurs forces à tout instant de leur réveil.

La persistance de ces biberons à tube ne s'explique que par la stupidité et surtout la paresse des nourrices qui trouvent bien plus commode de poser le biberon dans le lit, ou dans la voiture, à côté de l'enfant, sans avoir la peine de le tenir à la main. Ces appareils sont absolument impossibles à nettoyer comme il faut, ils favorisent l'irrégularité des heures de tétées, on les oublie à côté de l'enfant qui s'épuise à aspirer l'air d'un flacon vide.

Même des biberons plus simples ne sont pas à conseiller, il n'en est qu'un à employer pour l'alimentation artificielle, c'est la simple bouteille graduée pour les potions des pharmaciens, que l'on peut mettre dans une marmite à stérilisation.

Après chaque tétée, il faut rincer soigneusement les bouteilles, les décrasser avec un écouvillon, les rincer à l'eau bouillie et les placer le goulot en bas sur un égouttoir.

La tétine devra être en caoutchouc pur, naturel, sans trace de plomb et même non colorée en rouge, car cette teinte est due à du cinabre qui se dissout à la longue.

Il faut absolument refuser les tétines et les sucettes fabriquées en Allemagne, imitant le caoutchouc, obtenues en jetant dans de l'huile de lin bouillante du tétrachlorure de soufre. Leur aspect brillant, verni, tente le consommateur. Les bonnes tétines doivent être élastiques et résistantes. On doit pouvoir les retourner comme un doigt de gant. Leur nettoyage est ainsi très facile. L'extrémité doit être percée de petits trous fins pour éviter que l'enfant boive trop vite.

Les tétines, munies d'une soupape, ne semblent pas constituer un instrument supérieur.

On peut trouver, chez les pharmaciens, des flacons gradués pour les médicaments. Plusieurs modèles spéciaux ont été imaginés par des médecins, les meilleures bouteilles semblent être actuellement celles du docteur Variot. Il y a deux modèles, un pour le premier âge, un pour le deuxième âge. Elles comportent des divisions en grammes avec des indications utiles à observer, concernant le nombre de tétées par jour, d'après l'âge et le poids de l'enfant.

Chaque médecin, pour ainsi dire, préconise des doses particulières.

Voici, par exemple, les quantités prescrites par le docteur Variot :

1re semaine	....	30 gr.	lait : 2/3, eau 1/3 et sucre.
2 —	....	45 —	
3 —	....	60 —	
4 —	....	75 —	
6 —	....	90 —	lait 3/4, eau : 1/4
9 —	....	105 —	
3 mois	....	120 —	
4 —	....	135 —	lait pur.
5 —	....	160 —	
7 —	....	180 —	
9 à 12 mois	....	201 —	

Les systèmes sont tous plus ou moins compliqués. En réalité les doses, la fréquence des tétées varient selon les enfants. Il est bon qu'un médecin soit chargé de les prescrire car, dans l'alimentation artificieille, il y a deux écueils à éviter; donner trop de lait ou pas assez.

Les indications fournies par les pesées régulières ne donnent pas non plus les éléments de certitude.

Quelque soit la dose, il faut la préparer d'avance

et mettre dans l'appareil à stériliser des flacons contenant du lait avec la quantité d'eau voulue, du sucre, et même du sel si l'on est partisan de donner du lait salé.

Le lait devra être donné tiède en faisant tiédir la bouteille au bain-marie. La nourrice s'assurera que le liquide n'est pas trop chaud en laissant tomber quelques gouttes dans le creux de sa main.

En voyage, ou s'il faut sortir l'enfant, il est possible de conserver la bouteille chaude en la maintenant dans un manchon de feutre ou de liège ou, si l'on recule devant les frais, enveloppée dans un linge propre et placée dans une petite caisse garnie de sciure de bois.

L'enfant devra mettre environ dix minutes pour vider sa bouteille. On le tiendra sur le bras, couché, la tête légèrement élevée. Il ne faut jamais l'abandonner seul avec un biberon, la nourrice doit présenter elle-même l'appareil aux lèvres de l'enfant afin de bien régler la durée de l'absorption.

On prendra du lait de vache, frais, et on le mettra dans la bouteille.

Certains accoucheurs estiment qu'il faut se rapprocher autant que possible du lait naturel.

D'après mon expérience personnelle, je m'en

tiens au lait étendu d'eau dans une proportion de moitié. Donc parties égales de lait et d'eau.

A partir du troisième jour, sept biberons de quinze grammes de lait, quinze grammes d'eau. Les jours suivants on augmente de 5 à 10 grammes suivant l'appétit de l'enfant.

Il ne faut pas dépasser 40 à 50 grammes de lait pur par biberon dans leur premier mois.

A partir du deuxième mois, on supprime un biberon de la nuit et dorénavant l'enfant sera maintenu à six tétées par jour, toutes les trois heures; par exemple, 6 heures du matin, 9 heures, 12 heures, 15 heures, 18 heures. Le dernier à 9 heures du soir.

Le deuxième mois, on répartira dans les six bouteilles, une dose maximum de 500 grammes. Ensuite on augmente de 100 grammes par mois jusqu'à ce qu'il soit pris un litre de lait dans la journée.

A ce moment là, l'enfant est assez âgé pour pouvoir commencer à prendre des bouillies claires. Il doit rester au lait simple, toujours coupé d'une quantité égale d'eau, tant que les premières dents n'ont pas fait leur apparition.

On ajoutera, dès les premiers temps, du sucre dans chaque biberon, à la dose moyenne de quatre morceaux par litre soit environ 40 grammes.

Si les enfants, ainsi élevés, sont constipés, s'ils ont tendance à l'eczéma, on obtient d'excellents résultats en supprimant le sucre et en le remplaçant par du sel de cuisine calculé de telle sorte qu'il représente 8 grammes de sel pour un litre d'eau. Les enfants s'habituent très bien au lait salé. Il est très facile de préparer des biberons avec du sel, en mettant dans un litre les 8 grammes nécessaires et c'est cette eau salée que l'on répartira dans les biberons en doses égales à la quantité de lait nécessitée par l'âge de l'enfant.

Dans certains cas, on pourra associer le sucre et le sel. Cette méthode est la plus simple et la pratique en a prouvé son excellence.

Si l'enfant vomit après les tétées, c'est qu'il a trop mangé et il convient de réduire la ration. Il faut surveiller les selles et prendre garde à celles qui présentent des débris de lait non digéré.

En général, les mères pèchent trop souvent par excès d'alimentation. L'alimentation insuffisante est également dangereuse. La méthode que nous venons d'indiquer, du coupage de moitié d'eau, exige la certitude que l'on a bien en sa possession de lait naturel. Il ne faudrait pas, avec du lait acheté à bas prix, donner aux enfants de l'eau colorée avec du lait. On doit se méfier des laitiers qui augmentent leurs bénéfices en mouillant leur marchandise.

Pour évaluer la quantité de lait nécessaire à l'enfant certains conseillent de calculer la ration quotidienne totale d'après le poids : pendant les premiers mois elle devra être d'environ 1/6 du poids de l'enfant et de 1/7 après trois mois.

D'après Variot, la meilleure méthode d'évaluation doit être basée, non pas sur le poids, mais sur la taille. Il conseille, à partir du deuxième mois, de donner une quantité de lait, mesurée en grammes, dont le chiffre sera donné par le chiffre de la taille multiplié par le coefficient 14. Par exemple, pour un enfant qui mesure, à deux mois, une taille normale de cinquante-sept centimètres on aura : $57 \times 14 = 798$.

Soit environ huit cents grammes par vingt-quatre heures.

Nous voyons que par cette méthode, on est assez loin des chiffres que nous avons donnés.

D'autres, comme Maurel de Toulouse, indiquent cent grammes de lait pur par kilog de nourrisson. Mais il semble que cette formule ne soit pas suffisante.

Le nourrisson qui n'est pas nourri ne tarde pas

à s'atrophier, il est extrêmement maigre, on dirait un petit chat écorché, il a le teint pâle et mat; on le voit sans cesse porter ses mains à sa bouche et téter ses doigts. Il crie à toute heure et vide son biberon en un clin d'œil, avec une telle précipitation que, dix minutes ou un quart d'heure après, il vomit tout ou partie de ce qu'il a absorbé.

En général, les selles sont liquides, glaireuses, brunes, verdâtres, mais peu fréquentes.

Il faut bien connaître cette catégorie d'accidents, afin de ne pas les prendre pour des signes de gastro-entérite. Nous verrons que le traitement de cette dernière maladie consiste en la diète absolue, la suppression de la moindre goutte de lait que l'on remplace par de l'eau ou du bouillon de légumes.

Il ne faudra donc pas redouter de suivre les conseils du médecin avisé qui croira devoir augmenter la dose de lait d'un nourrisson. Des règles trop strictes ont abouti parfois à des résultats lamentables, aussi bien sur des enfants nourris au sein que sur des enfants à l'allaitement artificiel. Répétons, encore une fois, qu'en médecine, il n'est rien de précis ou plutôt comme le disait A. Comte : « Il n'y a qu'une chose d'absolue, c'est que tout est relatif. »

On doit à Variot cette notion nouvelle, capitale, pour la médecine des enfants, qui nous apprend que les vomissements des nourrissons peuvent provenir autant d'un excès d'alimentation que d'une alimentation insuffisante.

La suralimentation se traduit par l'obésité, mais surtout par un gros ventre. Les enfants ont une tendance à marcher très tard, leurs jambes s'incurvent, ils deviennent rachitiques. A peu près toujours ils ont de l'eczéma, de la gourme.

Toute mère de bonne volonté peut élever elle-même son enfant. C'est pour elle un devoir absolu. A moins de conditions spéciales qui l'empêchent absolument de s'adonner à cette charge si douce, elle devra régler elle-même l'allaitement artificiel qui demande une minutie et des soins délicats que seul, l'amour maternel rend acceptables. *La meilleure nourrice ne vaudra jamais une mère.*

Les femmes auront tout intérêt à demander des conseils aux médecins; elles trouveront toujours auprès du corps médical un accueil attentif et dévoué et, si elles sont de bonne volonté, si le médecin sent qu'il est écouté et secondé, elles seront toujours assurées de recevoir des conseils éclairés et, au besoin gratuits, qui leur permettront de mener à bien l'exécution de ce pur chef-d'œuvre : un bel enfant.

Dentition et sevrage. — Sauf dans des cas spéciaux, où l'on peut se trouver forcé de donner à l'enfant d'autres aliments que du lait, il est recommandé d'attendre l'apparition des premières dents pour substituer d'abord le lait de vache au sein maternel, puis des aliments légers à ce dernier lait.

Autant que possible, il ne faut jamais supprimer brusquement le sein maternel, on doit opérer cette substitution graduellement.

Les dents de lait apparaissent en général dans l'ordre suivant :

2 incisives inférieures : du 7e au 9e mois ;

2 incisives supérieures médianes 5 à 6 semaines après ;

2 incisives latérales supérieures : vers 9 mois ;

2 incisives latérales inférieures : peu après les précédentes ;

4 molaires inférieures de 12 à 15 mois ;

4 canines de 15 à 16 mois ;

4 dernières molaires de 18 à 22 mois.

En résumé, toute la première dentition doit être complète vers la fin de la deuxième année, mais ce serait une erreur que de croire à l'apparition des dents à date fixe et selon une succession constante. On a pu voir des nouveau-nés qui avaient leur dentition complète en venant au monde.

Certains enfants percent leurs dents sans accuser aucun malaise, par contre, d'autres sont pris de diarrhée, de toux spasmodique, et même de convulsions.

Si ces faits existent indiscutablement, sans qu'on puisse d'ailleurs les expliquer, il faut mettre les mères en garde contre une généralisation dont elles ne sont que trop coutumières, et bien les convaincre que, lorsqu'un enfant de quelques mois éprouve des troubles digestifs ou autres, c'est une faute grave que de ne pas s'en soucier sous prétexte qu'il s'agit des troubles de la dentition, car on laisse ainsi se développer et s'accroître des maladies sérieuses, capables d'entraîner la mort. Il ne faut, ni se moquer des traditions qui rapportent à la dentition tous les malaises des enfants, ni nier, de parti-pris, le rôle certain de ce phénomène dans l'apparition des maladies.

En général, on peut soupçonner la venue de nouvelles dents lorsqu'on voit augmenter l'écoulement de salive qui s'épanche de la bouche des enfants, coïncidant avec la rougeur des gencives et des joues (*feux de dents*).

L'enfant semble éprouver le besoin de mordiller, il a toujours les mains à la bouche. On peut voir aussi apparaître des rougeurs sur les cuisses et les fesses.

Toute la période du sevrage doit être dominée par cette loi : « Le lait de vache restera la base essentielle de l'alimentation de l'enfant ».

Les plus beaux enfants sont ceux qui ont eu du lait le plus longtemps.

On commencera par une bouillie de farine de céréales et tout particulièrement, de la farine de froment. Ces premières bouillies devront être à base de lait et très claires (une cuillerée à café de farine de froment délayée dans un peu d'eau bouillante et mise dans cent cinquante à deux cents grammes de bon lait de vache maintenu enfin pendant dix minutes à l'ébullition à petit feu et sucré.

Si les enfants sont constipés, on emploiera de la farine fraîche d'avoine.

On a observé de nombreux accidents causés par les farines vieilles et les farines conservées, telles qu'on en rencontre lorsqu'on achète des farines vendues sous des marques diverses et qui ont séjourné, longtemps dans l'arrière-boutique d'un pharmacien ou de l'épicier avant d'être livrées à la consommation.

On sait qu'un boulanger ne peut pas faire du bon pain avec de la vieille farine, pourquoi, voudrait-on s'en servir pour faire de bonnes bouillies?

Voici une formule de préparation de bouillie telle qu'on la trouve dans Variot, elle s'applique aux farines de : blé, orge, seigle, avoine, maïs, riz, sarrasin, crème de tapioca.

On délaye une cuillerée à café ou une cuillerée à dessert de farine dans une très petite quantité de lait afin d'en faire une pâte fluide, bien homogène, sans grumeau. On prend cent centimètres cubes de lait, c'est-à-dire, sept cuillerées à soupe. On les fait bouillir et on les verse bouillantes, peu à peu, en agitant constamment, sur la farine délayée. On chauffe ensuite avec précaution jusqu'à ce que la bouillie ait la consistance épaisse voulue. On mettra cinq grammes de sucre.

On peut lui donner de très bonne heure des purées de pommes de terre, au lait, salées ou sucrées, du tapioca, de la semoule, de la purée de châtaignes, de la purée de carottes.

« Tous les médecins qui s'occupent de l'alimen-

« tation des jeunes enfants connaissent les acci-
« dents causés par l'usage des farines de conserve,
« soit qu'on les donne prématurément avant
« l'époque de la dentition, soit qu'on les substitue
« entièrement au lait au moment du sevrage...
« on a constaté bien souvent que ces farines,
« données avant ou après le sevrage, à l'exclusion
« du lait, suivant les instructions dangereuses,
« propagées par les fabricants, produisaient des
« altérations rachitiques dans le squelette telles
« que : gonflement des épiphyses radiales, chape-
« let costal, retard de la marche, etc... La farine
« lactée, spécialement, qui est vantée par la
« publicité, comme le meilleur succédané du lait
« de femme est rapidement rachitisante au même
« titre que la panade, et probablement plus encore
« que cette dernière. » (Variot).

Nous avons cru devoir nous abriter derrière l'autorité d'un maître incontesté car nous ne voudrions pas qu'on puisse nous accuser d'un parti-pris quelconque.

Les farines alimentaires de conserve sont dangereuses. En France, on a l'habitude d'y incorporer du cacao. Il en résulte des troubles de l'intestin, une constipation extrêmement opiniâtre, une diminution de l'appétit. L'enfant devient nerveux, il dort mal et repousse tout autre aliment que ses bouillies contenant du cacao ou du chocolat. Il maigrit ou tout au moins reste stationnaire, sans tendance à grandir. Il n'aime pas marcher, il faut le porter sur les bras.

Ces farines sont coûteuses mais elles jouissent d'une telle vogue que l'on voit des parents pauvres consentir à de sérieux sacrifices pour les acheter.

Nous nous garderons de donner une de ces recettes que l'on trouve un peu partout, permettant de fabriquer de ces farines de cacao. On y remarque presque toujours quelques ingrédients comme le phosphate de chaux dont l'allure médicamenteuse fait illusion et donne confiance.

Le cacao contient une quantité excessive d'acide oxalique et, à la longue, il engendre une anémie réelle.

On sait aujourd'hui qu'il faut rigoureusement interdire le cacao ou le chocolat (qui est fabriqué avec du cacao), aux arthrétiques, aux goutteux, aux gens constipés, et aux nerveux. Il y a beaucoup de théobromine dans le cacao; c'est un diurétique mais aussi un excitant du système nerveux.

Il convient donc de réserver l'usage du cacao pour les petits convalescents dont l'appétit a besoin d'être excité par une odeur savoureuse, mais il ne faut pas en prolonger l'emploi et se garder d'en nourrir uniformément un enfant. On peut en donner de temps à autre à condition de le faire alterner à d'autres bouillies et surtout de ne pas y trouver un prétexte à supprimer le lait.

Dans la classe pauvre, la panade est un aliment qui jouit d'une grande faveur car il suffit de quelques croûtes de pain et d'un peu d'eau pour la fabriquer.

Les gens plus riches emploient des farines lactées.

Panades, ou farines lactées se valent; c'est-à-dire sont aussi dangereuses l'une que l'autre.

Le professeur Variot les accuse d'entraîner le rachitisme en troublant gravement la formation et la croissance des os, mais cette accusation n'est portée sur ces aliments que lorsqu'ils sont donnés à la place du lait avant l'apparition des premières dents.

Je répète et j'insiste : jusqu'à huit ou dix mois, jusqu'à ce que les premières dents soient sorties, l'enfant ne peut recevoir d'autre nourriture que du lait pur et rien que du lait, coupé d'eau suivant les règles données, sucré ou salé.

Bien entendu, quand je parle de panades, je

veux dire également toutes les soupes quelles qu'elles soient, c'est-à-dire du pain trempé dans un bouillon quelconque. Il faut voir, dans cette dangereuse coutume de donner de la soupe aux nourrissons, la cause, à peu près constante, du rachitisme qui frappe tant de pauvres bébés mis en nourrice à la campagne.

Il est très difficile de lutter contre ce préjugé des panades, si répandu dans le public, car cet aliment jouissait jadis d'une grande faveur et était prescrit par les médecins dans bien des cas.

Quand l'enfant aura dix mois, c'est seulement à cet âge qu'on est autorisé à lui donner deux bouillies au lait clair avec une farine de légumineuses quelconque. Je ne suis pas partisan d'y ajouter des jaunes d'œufs, même à la campagne; la plupart des enfants les vomissent et en ressentent des troubles intestinaux, d'où il peut résulter une intolérance pour les œufs qui durera toute la vie.

Voici par exemple comment on règlera les repas d'un enfant de un an :

A sept heures du matin, lait 125 grammes, eau, 125 grammes; 1 gramme de sel.

A dix heures : bouillie claire au lait 300 grammes.

A une heure comme à sept heures du matin.

A quatre heures : bouillie claire au lait, 300 grammes.

A sept heures du soir, comme à sept heures du matin.

A neuf heures du soir, comme à sept heures du matin.

Nous sommes convaincus que c'est une grosse faute de donner de la viande et des os à sucer aux enfants, tant que la nature n'indique pas qu'on peut leur en faire manger, c'est-à-dire tant que la dentition n'est pas complète, donc pas avant cinq ans.

Par contre, les enfants acceptent très bien les purées de légumes, les compotes de fruits, les panades, les potages à la semoule, au tapioca, ou encore des panades faites avec du pain grillé. On habituera les enfants à mâcher en leur donnant des croûtes de pain et des petits biscuits secs dont ils sont très friands. De temps en temps on peut leur offrir une petite tartine de beurre ou de fromage blanc; du pain d'épices, même une tablette de chocolat ou un sucre d'orge.

Bien entendu, il ne saurait être question d'autres boissons que de l'eau ou du lait, ou de l'eau à peine teintée de vin, ou de cidre; mais surtout *pas de vin pur, pas de boissons fermentées, pas d'alcool, ni de café.* Il faut réagir contre cette habitude stupide que l'on voit si souvent dans les familles et même chez les gens instruits, qui consiste à faire goûter à un enfant des aliments préparés pour les parents; ou encore à lui faire sucer un doigt trempé dans de la liqueur ou de l'eau-de-vie. D'ailleurs, il y a une règle absolue qui évitera toute tendance à la famille de s'émerveiller parce que l'enfant mange de tout comme ses parents et qu'il est déjà « un petit homme »; c'est de ne jamais admettre un enfant, avant l'âge de cinq ans, à la table familiale.

Les repas de bébé doivent toujours être pris à part, loin de la salle à manger, où il respire l'odeur suffocante de la cuisine et de la fumée des cigarettes.

Hygiène générale du nourrisson. — L'hygiène générale du nourrisson doit être basée sur cette idée très simple qu'un nouveau-né est un petit animal créé pour vivre dans la nature terrestre et qu'il n'a d'autre rôle, aux premiers temps de sa vie, que de s'alimenter pour augmenter de volume. Si on réfléchit, on se rend compte que les enfants absorbent une quantité d'aliments formidable par rapport à leur masse si l'on compare avec ce qui est nécessaire à la vie.

« Un nourrisson de six kilos prend environ un « litre de lait en vingt-quatre heures. Pour corres- « pondre à cette ration, il faudrait qu'un adulte, « pesant soixante kilos, absorbât 10 litres. » (Variot).

Les mères ne sauraient trop porter leur attention sur l'aspect des selles de leurs nourrissons.

La quantité, la fréquence, la consistance, des matières fécales traduisent l'état du tube digestif.

Nous avons expliqué que, les premiers jours, l'enfant rendait des matières noires comme du goudron que l'on appelle « méconium ».

Cette excrétion dure, environ, trois jours.

Pour un nourrisson, au sein, on doit compter de une ou trois selles par jour, d'aspect homogène, ayant une couleur jaune d'or, une odeur aigrelette et une réaction *acide*; en quantité de quinze grammes environ, chaque fois.

L'enfant élevé au lait stérilisé a de une à trois selles par jour semblables à une pâte molle bien liée, couleur jaune d'œufs, très peu odorante ou légèrement fétide avec une réaction *alcaline*.

Quand les selles sont semi-liquides, faiblement jaunes, d'odeur aigrelette, fréquentes, c'est-à-dire au nombre de cinq à six par vingt-quatre heures, c'est qu'il y a un peu de diarrhée et il est préférable de ne pas attendre que la situation se complique. Il faut cesser l'usage du lait, même pas une goutte, pour le remplacer par des biberons contenant une eau minérale faiblement alcaline comme l'eau d'Alet. D'autres eaux comme Vals, Saint-Galmier, Pougues, sont un peu trop riches en bicarbonate de soude pour les jeunes enfants, on peut néanmoins s'en servir en les coupant de moitié d'eau ordinaire. En se montrant énergique, dès les premiers symptômes de diarrhée, on enraye net, en vingt-quatre heures, des affections redoutables. Voici encore le cas de répéter une fois de plus : *Il est bien rare de mourir de faim, par contre on meurt plus fréquemment d'avoir trop mangé!*

Quand l'enfant a de quatre à dix selles par jour, demi-liquides avec ou sans parties jaunes, comprenant des grumeaux de lait non digéré et parfois des parcelles vertes ressemblant à des herbes cuites et hachées, il faut se méfier et appeler le médecin, mais en attendant la visite on devra mettre l'enfant à la diète. Il y a parfois intérêt à ne pas perdre de temps, si l'enfant est bien couvert, tenu au chaud dans sa voiture, on ne risque absolument rien à le conduire tout de suite au cabinet de consultations du médecin.

Les selles blanches, pâteuses, à odeur fétide, rares (à peine une par jour), à réaction *acide*, sont l'indice d'un trouble plus ou moins grave mais qui réclame les soins du médecin.

La constipation opiniâtre, la diarrhée liquide, sanguinolente, doivent être soumises à un traitement dirigé par un médecin.

Il faut tout particulièrement se montrer inquiet, lorsqu'un enfant, même en bel état de santé apparente, est pris soudain de selles liquides, incolores, semblables à de l'eau ou à du blanc d'œuf; parfois teintées de jaune; contenant des grains semblables à du riz, projetées avec force, en fusées, un nombre de fois considérable (de dix à vingt fois par jour) il faut craindre le choléra infantile, maladie mortelle contre laquelle il importe de lutter en se disant que la vie n'est plus une question d'heures mais de minutes (voir plus loin).

La constipation ordinaire est très souvent due à la qualité du lait. On l'observe surtout avec les laits stérilisés industriellement, ou chez les nourrices ayant réglé une alimentation trop riche en matière azotées.

En général, il s'agit d'enfants paraissant en excellente santé. Très souvent c'est une fausse constipation qui est due à la paresse de l'intestin et qui cède à de petits suppositoires à la glycérine solidifiée.

Plusieurs procédés sont utilisés pour provoquer des selles chez de pareils enfants, citons : un petit cône de savon trempé dans de l'huile, ou une boule de gomme lubréfiée par un début de dissolution dans l'eau. On peut encore employer de petits lavements d'eau bouillie salée (8 grammes de sel pour un litre) donnés avec une poire en caoutchouc, bouillie, ayant une canule courte et bien vaselinée.

L'usage des sirops laxatifs nombreux que l'on trouve dans le commerce n'est pas à recommander, la plupart offrent de grands inconvénients car ils contiennent des substances drastiques qui ne font qu'irriter l'intestin.

Le miel constitue un bon laxatif. Pour les enfants auxquels on donne des bouillies, la constipation sera combattue par des bouillies de farine d'orge, d'avoine, du bouillon de légumes, des herbes cuites (épinards et salades).

Si au contraire l'enfant est légèrement relâché, à un âge où on lui donne des bouillies, l'usage a montré qu'on combattait ce léger trouble par des décoctions de riz ou des potages à la farine de riz.

Bains. — Nous avons déjà expliqué que l'on ne devait pas baigner les nourrissons avant la chute du cordon. Si le nouveau-né présente des rougeurs il faut laver soigneusement la région, la vaseliner et y appliquer de la poudre, poudre de talc fine ou poudre de siccol, mais surtout pas de poudre d'amidon, ni de poudre de riz. Pour les rougeurs blotties dans les plis de la peau, il est bon d'interposer de minces couches de coton hydrophile imprégnées de poudre.

Les éruptions, qui se recouvrent de croûtes, sont en général contagieuses, on épinglera les manches des brassières, après la couche-culotte pour empêcher les enfants de se gratter et de s'inoculer au loin avec leurs petits ongles.

Il faut leur donner des bains tous les jours à une température de 36 à 37° constatée avec un thermomètre à bains. Il faut attendre trois mois pour donner des bains à 33 ou 35° la durée sera d'environ dix minutes. Pour maintenir un enfant dans le bain, il suffit de le soutenir par une main passée sous la nuque. On le laissera barbotter à son aise dans l'eau. En le sortant, on l'enveloppera dans un peignoir chaud en toile éponge, on le frictionnera doucement, on l'essuiera avec soin, on lui mettra de la poudre dans les plis et on l'habillera devant un bon feu.

On trouve dans le commerce des meubles bien pratiques pour la toilette du bébé et des paniers dans lesquels on place les différentes pièces de toilette et du vêtement. Quand l'enfant est habillé, on lui brosse la tête avec une petite brosse douce et on lui passe le peigne fin. Il ne faut pas laisser les ongles longs, mais les couper avec une pince à ongles.

Tout ce qui sert à la toilette du bébé doit être très propre. Les peignes, les brosses seront souvent dégraissés dans de l'eau contenant de l'ammoniaque.

Il faut reconnaître que la toilette de l'enfant, telle que nous l'avons conseillée, qui laisse les jambes, les bras et la tête nus, entraîne la déperdition d'un grand nombre de calories. C'est pourquoi, pour les jeunes enfants, jusqu'à l'âge de deux mois, on peut tolérer de petits chaussons en laine. Mais si l'on perd des calories, par contre, on y gagne un endurcissement aux variations de température, une oxygénation plus riche du sang et des enfants plus robustes, résistant mieux aux maladies.

Il suffit d'ailleurs de conserver les enfants dans des pièces convenablement chauffées et de les recouvrir de bonnes couvertures, quand on les sort pour compenser la perte de calories.

La pratique a démontré que les craintes exprimées par certains, au sujet de cet habillement où l'enfant conserve à l'air une partie de ses membres, bras, jambes, tête nus, sont absolument vaines, de même que le reproche d'écarter outre mesure les jambes de l'enfant par l'interposition d'un amas de linge.

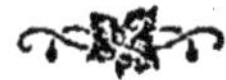

CHAPITRE III

Maladies des jeunes Enfants

GÉNÉRALITÉS

Dans la première enfance, la santé se ressent tout particulièrement de l'influence de l'hérédité. Les nouveau-nés, venus au monde avec des malformations congénitales, offrent un intéressant sujet d'études. Mais cela ne concerne que les médecins, puisque, en pratique, il n'y a pas de règle spéciales à suivre en dehors des soins ordinaires. On ne doit d'ailleurs pas trop fonder d'espoirs sur ces sujets anormaux car il est bien rare de les voir vivre jusqu'à l'âge adulte.

Le jeune être humain est en voie de transformations constantes; il s'accroît, ses organes se développent; certains vestiges de la vie embryonnaires disparaissent.

Le système nerveux est particulièrement excitable, aussi, la moindre infection retentit avec une violence inconnue chez l'adulte. Les réactions fébriles sont toujours très élevées et brusques; les convulsions traduisent cette sensibilité particulière.

Le tube digestif déploie une activité considérable; or, on sait comme les enfants ont tendance à porter à leur bouche toutes substances qui leur tombent sous la main. L'estomac et l'intestin sont exposés, à tout instant, à recevoir des germes dangereux ou des corps étrangers qui les mettent en péril.

Les glandes ou, médicalement parlant, les ganglions lymphatiques, dont on connaît le rôle protecteur dans l'organisme, soutiennent des luttes continuelles. En ce cas, elles grossissent durcissent, et tout le monde sait combien les glandes sont fréquentes dans l'enfance.

La peau des bébés, tendre et délicate, s'infecte aisément.

D'une manière générale, on peut dire que, si l'enfant est plus sensible que l'adulte à toutes les maladies, s'il est plus souvent malade, par contre, il se défend mieux.

Nous allons passer en revue les principales maladies qu'il est usuel d'observer chez l'enfant, mais, les parents doivent être persuadés que l'équilibre de la santé peut être gravement compromis, même pour une cause d'apparence futile. On ne saurait être trop prudent si l'on tient à conserver la vie de ces chers petits êtres qui nous causent tant de soucis mais aussi tant de joies. Si je veux m'étendre avec précision sur les soins qu'il convient d'apporter en cas d'urgence, et que chacun peut appliquer, dans l'attente du médecin, par contre je serai sobre de détails sur tout état morbide à marche lente car, j'estime que c'est commettre une mauvaise action et leurrer dangereusement les familles que de donner des conseils qui, mal interprétés, engendrent alors des catastrophes, et de laisser supposer un instant qu'il est possible de se soigner ou de traiter les siens en dehors de l'examen et de la direction des hommes de science qui ont consacré leur vie et même risqué la mort pour apprendre à combattre la maladie, c'est-à-dire aux docteurs en médecine.

SCARLATINE

La scarlatine s'observe surtout après six ans. Cependant, elle existe chez les enfants plus jeunes.

Après quelques jours de malaises vagues, rarement plus de sept jours, apparaît une fièvre tout de suite à 39°, 40°; et même 41°; le pouls est rapide. Il y a des frissons, des vomissements, même des convulsions ou du délire. La figure est rouge, la peau sèche et brûlante. Si on regarde la gorge, les amygdales et le fond apparaissent d'une couleur rouge sombre; sur la langue sale, blanche, on remarque les bords et la pointe rouges, comme recouverte de quelques menus boutons saillants.

De douze à vingt-quatre heures après, la peau du corps se couvre d'une éruption étalée en larges placards, composée d'un fin pointillé rouge visible à la loupe et dont les bords contournés se continuent, sans démarcation visible en relief, avec la peau saine. Cette éruption est comme chagrinée, elle a une couleur rouge-framboise et même lie-de-vin; elle disparaît momentanément lorsqu'on y appuie le doigt. En général, elle commence au cou et à la poitrine et elle s'étend sur l'abdomen et le haut des cuisses; les mains et la face ne rougissent qu'en dernier; chez les jeunes enfants, le visage reste souvent indemne.

La fièvre persiste toujours élevée, elle ne commence à décroître que quand l'éruption disparaît.

La gorge est bien souvent recouverte de placards grisâtres qui peuvent faire craindre une diphtérie.

Huit à dix jours après, tout est rentré dans l'ordre. On ne s'étonnera pas s'il y a de l'agitation, du délire, même des convulsions.

Si l'appétit est nul, par contre, la soif est exagérée, le malade boit avec avidité, bien que sa gorge soit douloureuse; et ses urines sont peu abondantes, épaisses, foncées.

La constipation ou la diarrhée, indifféremment font partie du tableau.

Dix jours après le début, et quelquefois plus tard, la peau, redevenue blanche, se met à peler; c'est une chute de fines pellicules tombant en poussière, comme une farine, notamment à la figure, mais aussi, on peut voir de larges placards de peau que l'on enlève sans douleur, notamment aux doigts, aux mains et aux pieds.

Le malade pèle de la sorte pendant trois et même cinq semaines. Il ne faut pas croire que parce qu'il n'a plus de fièvre, il n'y a plus de danger; c'est pendant cette période, où la peau pèle qu'il peut se produire des complications graves ou un réveil de la maladie.

Le pouls reste longtemps rapide.

La scarlatine ne correspond pas toujours à cette description; nombreuses sont les formes qui ne sont qu'une modification de ce type classique; tantôt la période de début est plus longue ou plus courte, tantôt l'éruption passe inaperçue ou au contraire se prolonge.

Il faut savoir que c'est toujours une maladie grave, mettant la vie du malade en danger, à cause des complications auxquelles elle expose.

On ne connaît encore pas le microbe de la scarlatine, bien que tout permette d'affirmer qu'il s'agit bien là d'une maladie microbienne excessivement contagieuse.

On doit craindre des angines graves, du croup, des lésions qui font ulcérer la gorge; presque toujours on observe des glandes dans la région du cou, or elles ont tendance à fondre, à devenir des abcès et même des phlegmons mortels.

La scarlatine se montre capable de transmettre son infection à tous les organes : oreilles, nez, cerveau, poumons, cœur, articulations, intestins, mais surtout les reins. C'est l'origine la plus habituelle des néphrites graves qui se signalent par de l'albumine dans les urines.

La scarlatine est surtout redoutable en Angleterre, on ne sait pas pourquoi. En France elle est beaucoup plus bénigne, mais il convient cependant d'y faire très attention.

On doit isoler l'enfant dans une chambre dont l'air sera souvent renouvelé et dont on maintiendra la température entre 16 et 18°, le séjour au lit est indispensable, il sera prolongé pendant trois semaines et toute sortie sera interdite avant trente-cinq ou quarante jours.

Tant qu'il y aura de la fièvre, il ne sera rien donné d'autre que du lait et des tisanes; après quoi, on instituera une alimentation légère, avec, selon l'âge, du lait, des potages au lait, des pâtes, des entremets sucrés, des compotes de fruits, des purées de pommes de terre, des bouillons de légumes.

Pour entretenir la peau en bon état et faire obstacle aux complications infectieuses, on mettra l'enfant dans des bains entre 32 et 35°, bains dans lesquels on le savonnera; la gorge demande une attention particulière il faut y apporter des lavages comme ceux que je prescris plus loin en parlant des angines; ne pas oublier de faire couler dans chaque narine, trois fois par jour, le matin, à midi et le soir quelques gouttes d'huile goménolée.

Si la fièvre est très forte, on retirera les plus grands avantages en entourant l'enfant dans un drap mouillé dans de l'eau à la température de la chambre.

Vu le danger, des complications, on ne saurait se passer du médecin. On devra prendre les plus grandes précautions pour ne pas transporter les germes de la scarlatine à des personnes saines (voir variole). On doit désinfecter la chambre, le linge et les vêtements du malade.

La maladie se transmet notamment, par des pellicules. En principe, tant que la peau pèle, le sujet doit être considéré comme dangereux.

La scarlatine doit être déclarée comme maladie contagieuse. L'enfant atteint ne peut rentrer à l'école avant quarante jours. Les enfants de la même famille que le malade ne seront admis en classe qu'après six jours d'isolement. On admet que, pendant ces six jours, si l'enfant doit être atteint à son tour, la maladie aura le temps de se déclarer. De toute manière, l'accès de l'école n'est autorisé que sur la foi d'un certificat médical.

ROUGEOLE

C'est la plus commune des fièvres éruptives de l'enfance; surtout entre deux et cinq ans. Les nourrissons, jusqu'à six mois, paraissent à l'abri.

C'est une maladie très contagieuse, d'autant plus qu'elle est déjà transmissible dès ses débuts, trois ou quatre jours avant l'éruption. On n'en connaît pas encore le microbe bien, que, comme pour la scarlatine, il soit logique de croire à une maladie microbienne.

Au début, la rougeole, évolue d'une manière insensible. On compte parfois jusqu'à quinze jours de distance entre la date de la contagion et celle de l'éruption.

En général, la fièvre commence le soir, et diminue le matin. Elle dépasse rarement 39°. L'enfant malade devient grognon, il a des yeux rouges et larmoyants, il semble fuir la lumière; il a un rhume de cerveau abondant, avec une voix enrouée et une petite toux sèche incessante.

Si l'on regarde le fond de la gorge et la bouche, on voit que tout l'intérieur est rouge, comme piqueté; au dedans des lèvres et des joues, on note de fines taches claires comme un semis de sucre en poudre.

C'est sur la face, généralement sur le front et derrière les oreilles, que l'on voit apparaître l'éruption qui envahit de proche en proche, le cou, les bras, puis les jambes. En deux jours, elle est étendue à tout le corps. La peau est comme chagrinée, couverte de taches roses, irrégulières, à peine saillantes; presque toujours séparées par des intervalles de peau restée blanche.

Au troisième jour, l'éruption diminue et au quatrième ou cinquième jour, elle disparaît. En même temps, on observe un peu de diarrhée, de la bronchite, les yeux pleurent, le nez coule.

Au sixième ou septième jour de l'éruption, la peau, bien souvent, laisse échapper une fine poussière de très fines pellicules.

Là aussi, il y a des formes très différentes qui ne se rapportent pas toujours exactement au type classique. Il y a des formes bénignes et des formes malignes. Ce sont les complications qui font la gravité de la rougeole.

Trop souvent, malheureusement, la rougeole vient éveiller de graves maladies des bronches. Ou bien, c'est le nez, les oreilles, le larynx, qui sont atteints. Il n'est pas rare que la rougeole ouvre la porte au croup, à la tuberculose, à la coqueluche, à la pleurésie, aux entérites, à la méningite. On voit encore des conjonctivites purulentes, des abcès, de la gangrène de la peau, de l'infection des muqueuses, etc... Assez communément, il y a association de coqueluche ou de scarlatine.

La rougeole est généralement bénigne à la campagne, plus grave dans les grandes villes (à Paris, on compte environ chaque année, mille décès par rougeole). En ville, elle est moins grave chez les enfants soignés dans leur famille que chez ceux qui sont soignés à l'hôpital. Elle est surtout redoutable au-dessous de deux ans et d'autant plus que le sujet est plu· débile.

On doit isoler dans sa chambre tout enfant suspect de rougeole et cet isolement sera prolongé quinze jours après le début de l'éruption; plus longtemps serait inutile.

Chaque fois qu'un enfant s'est trouvé en contact avec un rougeoleux, on doit le considérer comme suspect et l'isoler pendant quinze jours, même s'il n'y a aucun signe de maladie, c'est là une précaution élémentaire. Si l'on a bien soin d'isoler les malades et les suspects, on diminue grandement les risques de mortalité. Maladie épidémique et contagieuse, la rougeole doit être déclarée à la Préfecture. La chambre ainsi que les vêtements, seront désinfectés.

On gardera le malade dans sa chambre, au lit, à une température constante, de 16 à 18°, en veillant à ce que l'aération soit assurée. Pendant les trois ou quatre premiers jours, le malade sera mis au lait, à l'eau, aux tisanes chaudes et aux bouillons de légumes. On ne doit pas craindre d'ajouter une pincée de sel à tous les breuvages. Sitôt la fièvre tombée, on reprend l'alimentation normale. Comme traitement, il faut baigner l'enfant dans de l'eau à la température de 35 à 37°, ces bains seront quotidiens, on en profitera pour savonner tout le corps. On ne saurait se passer de la direction du médecin. On n'oubliera pas de nettoyer la bouche par des lavages (voir angines), puis le nez, en y coulant quelques gouttes d'huile goménolée ou camphrée.

RUBÉOLE

Contagieuse et épidémique, la rubéole est souvent confondue avec la scarlatine et la rougeole. Par ses caractères, elle demande les mêmes précautions que la rougeole. La maladie commence par des frissons, des maux de tête, des vomissements, des douleurs dans le dos et les membres.

La rubéole s'observe surtout pendant la

deuxième enfance, c'est-à-dire à l'âge de l'école.

C'est une éruption avec fièvre modérée, atteignant rarement 39°, sans toux ni rhume de cerveau, ni mal de gorge, ni larmoiement (sauf quelques cas particuliers).

Presque toujours, elle consiste en petites taches roses, rondes ou ovales, comme de menus boutons, un peu en relief, débutant à la fois sur la figure, le tronc et les cuisses. Dans bien des circonstances, certains placards rappellent la scarlatine, mais alors en même temps, on en voit de petits îlots qui simulent la rougeole.

En moins de vingt-quatre heures, l'éruption atteint son maximum et commence à diminuer. Les taches sont tour à tour, roses, rouge vif, comparables à du jambon d'York ou à du saumon. La présence de glandes au cou, aux aines ou dans l'aisselle n'est pas constante. En sa totalité, la rubéole dure de quatre à cinq jours, quelquefois un peu plus, mais la chose est rare. Ce n'est pas une maladie grave ; le plus souvent, il suffit de garder l'enfant à la chambre et au lit, pendant huit à dix jours, pour qu'il guérisse tout seul, mais il est prudent, à cause des complications possibles, de veiller à la grande propreté du corps et de nettoyer la gorge et le nez.

Le point délicat dans la rubéole est de poser un diagnostic exact, de ne pas se tromper et de ne pas confondre avec une forme irrégulière de scarlatine ou de rougeole. En fait, pour toute éruption avec ou sans fièvre, la prudence la plus élémentaire exige qu'on appelle un médecin.

VARICELLE

La varicelle, ou *petite vérole volante*, rare avant six mois, est surtout fréquente de deux à sept ans.

C'est une fièvre éruptive, contagieuse, épidémique, dont les rechutes et récidives sont exceptionnelles et dont la nature, il faut bien le dire, n'est pas encore bien connue. Il y a toutes les chances, pour que ce soit une maladie microbienne. A-t-elle ou non une parenté avec la variole? On n'en sait rien.

On compte, en moyenne, quatorze jours d'incubation. Quand la maladie se déclare, l'enfant, depuis quelques jours grognon, mal à l'aise, se met à faire de la fièvre (38°-38°5), il a des frissons, parfois, mais rarement des vomissements avec délire, convulsions, et chute de température au-dessous de la normale.

En vingt-quatre heures, la varicelle est déclarée. L'éruption n'a pas d'endroit de prédilection, elle est généralement plus abondante au tronc qu'à la face.

C'est un semis de taches rouges, à peine saillantes, durant quelques heures, soulevant l'épiderme en une petite bulle transparente, entourée d'une zone rouge, que l'on prend parfois à tort pour une piqûre d'insecte. Cette bulle se couvre d'une mince croûte qui tombe vers le huitième jour. Elle ne laisse pas de cicatrice, ou seulement des taches blanches à surface lisse, ni creusée, ni saillante, qui s'effacent peu à peu.

L'éruption procède par poussées successives, en général; il y en a de trois à cinq pendant deux jours, sans intervalles réguliers. Parfois, ces boutons causent, chez des sujets nerveux, de vives démangeaisons. Presque toujours l'éruption fait apparaître des glandes dures, douloureuses, aux aisselles, aux aines, au cou, disparaissant d'elles-mêmes.

Après l'éruption la fièvre tombe, le tout dure de huit à dix jours.

On a décrit plusieurs formes de varicelles.

Les complications sont rares, elles ne s'observent que s'il s'agit d'enfants déjà malades, débiles, mal tenus, mal soignés. Alors on peut voir survenir des accidents aussi graves que dans la rougeole. Sauf, complications qui, je le répète, sont exceptionnelles, la varicelle n'est pas une maladie, si l'on peut dire, tant elle guérit facilement.

Il est prudent d'appeler le médecin car on peut confondre avec le début d'affections plus graves.

On doit cependant faire attention à maintenir l'enfant dans un état de grande propreté; on ordonnera des bains à 35°, on recouvrira les petits boutons, avec un peu de poudre de sous-nitrate de bismuth. Il faut isoler les malades, en moyenne, pendant seize jours à partir du début, jusqu'à la chute des dernières croûtes. La déclaration n'est pas obligatoire, pas plus que la désinfection.

VARIOLE

Depuis la merveilleuse découverte de la vaccine, la variole est devenue très rare.

La maladie, lorsqu'elle atteint une femme enceinte, peut provoquer l'avortement mais, si l'enfant est proche du terme, il peut venir au monde avec des traces de variole cicatrisées ou en activité.

La variole est plutôt aujourd'hui une maladie

d'adultes, elle est épidémique et contagieuse; son microbe est encore inconnu.

Il faut compter une période de quatre à cinq jours d'attente. Le malade présente d'abord des malaises vagues, une fièvre légère, quelques frissons, des points douloureux, puis il est pris de vomissements, de saignements de nez, de fièvre violente (39° à 41° et même 42°), il n'est pas rare d'observer des convulsions, la figure est gonflée, rouge et larmoyante.

Cette période dure de deux à quatre jours, c'est alors qu'apparaît ce qu'on appelle d'après les Anglais le *rash varioliforme* (prononcer rache).

L'éruption caractéristique commence par la face, puis, en un jour ou deux, elle envahit le cou, le tronc et enfin les membres.

Il s'agit de taches parfois en très petit nombre, parfois au contraire très abondantes, dont chacune présente les caractères suivants : c'est d'abord une rougeur arrondie, guère plus grosse qu'une lentille, non saillante, puis, elle semble se soulever; elle apparaît comme entourée d'une menue collerette en relief, rosée, puis, au centre s'élève une petite bulle garnie de liquide clair; c'est ce qu'on appelle une vésicule. Vingt-quatre heures après, la vésicule, garnie d'un liquide louche, blanchâtre, semble se creuser dans son milieu, et devient une pustule qui se dessèche et se recouvre d'une croûte jaune, brune.

Chose remarquable, alors que la fièvre monte à 40°, 41° et même 42°, au début de la maladie, avant l'éruption, elle s'atténue beaucoup pendant que les vésicules se forment; mais, lorsque les pustules apparaissent, la fièvre reprend une intensité considérable et le malade est très abattu. Les pustules se dessèchent, crèvent; cela se produit du neuvième au douzième jour, et la période dure une vingtaine de jours environ.

On connaît plusieurs variétés de variole, les plus habituelles sont : la *variole atténuée* sans éruption; la *variole abortive* ou *varioloïde* forme discrète et courte; la *variole hémorragique* autrement dit *variole noire*, de si terrible mémoire; elle est rare chez l'enfant, heureusement, car, elle est le plus souvent mortelle avec une évolution foudroyante.

En général, on ne pense à la variole que s'il y a une épidémie. Il faut prendre des précautions particulièrement sévères si l'on veut empêcher la propagation de la maladie.

Le médecin appelé dirigera le traitement. On devra l'écouter s'il prescrit des bains car, dans les formes sérieuses, les bains tièdes ou froids sont indispensables.

L'isolement comportera une durée rigoureuse de quarante jours. On est obligé de déclarer la maladie à la Préfecture et de procéder à une désinfection de la chambre, de la literie et des vêtements.

L'arme la meilleure, c'est encore la vaccination qui met l'organisme humain dans un état spécial, tel, qu'il devient impropre à contracter la variole.

Voici les mesures à prendre pour réaliser un bon isolement des malades en cas d'affection contagieuse.

On a complètement abandonné ces hypothèses qui mettaient la propagation des maladies contagieuses sur le compte d'un mauvais air. Par contre, on sait avec certitude qu'il faut très peu de choses pour transmettre des germes morbides; il suffit d'un contact quelconque, aussi minime et furtif qu'il soit, pour que les germes soient transportés d'un individu à un autre. C'est une contagion du même ordre, par contact effectif, qui se réalise quand on touche à des vêtements, des linges ayant servi à des malades, ou ayant été souillés par des urines, de la salive, etc... Partant de ces principes, on comprendra la nécessité de ce qui suit.

On ne doit jamais pénétrer dans la chambre d'un malade contagieux sans revêtir une blouse, un sarreau qui protègera les vêtements. On peut toucher le malade avec les mains nues mais, à condition de les laver après, soigneusement, avec de l'eau chaude, du bon savon de Marseille, et une brosse en chiendent. Il n'est pas besoin d'antiseptique; d'ailleurs l'action de ces substances, que l'on croyait capables de détruire les microbes, est complètement illusoire. Rien ne vaut un brossage sérieux de la peau avec du savon de Marseille. La brosse doit insister sous la rainure des ongles. On peut, pour terminer, se frotter les mains avec de l'eau de Cologne ou de l'alcool pur; ce n'est pas indispensable mais c'est néanmoins une bonne précaution. Donc, en entrant chez le malade, il faut mettre une blouse et se laver les mains. C'est une obligation pour tout le monde, sans exception. Avant de sortir de la chambre, on se lavera encore une fois les mains et on retirera la blouse qu'on laissera accrochée à un clou près de la porte. Le malade doit avoir sa vaisselle personnelle, ses verres, fourchettes, couteaux, etc..., et le tout devra être nettoyé par ébullition dans l'eau bouillante, additionnée de cristaux que les épiciers vendent pour la lessive. Après cette ébullition, on rincera à l'eau claire et on essuiera.

A cause de cette stérilisation, il vaut mieux donner à boire dans une tasse en porcelaine ou dans une timbale métallique plutôt que dans un verre qui se casserait.

Les déjections, crachats, urines, et matières fécales seront recueillis dans des récipients que l'on désinfectera en y mettant de l'eau de Javel. On devra les vider dans des fosses où l'on déversera de la chaux ou mieux du sulfate de fer.

La plus élémentaire loyauté fait un devoir de ne pas donner aux blanchisseurs le linge ayant servi au malade, tout au moins sans les en prévenir. Il est préférable de faire une lessive à la maison.

VACCINE

On connaît la merveilleuse découverte de lA'nglais Jenner et les polémiques qu'elle suscita à l'époque. C'est en 1798, que Jenner communiqua le résultat de ses travaux. Bien longtemps, avant lui, on pratiquait, non sans danger, l'inoculation du liquide d'une pustule de variole à des gens bien portants, dans le but de leur donner la maladie, qu'on espérait atténuée, et de les prémunir contre des atteintes plus graves.

Jenner montra qu'une sorte de variole, de la race bovine, nommée en Angleterre, le *cow-pox*, pouvait tout aussi bien immuniser l'homme sans lui faire courir les mêmes risques. Aujourd'hui la vaccination anti-variolique n'est pas autre chose que le perfectionnement de la découverte de Jenner. On a renoncé aux diverses pratiques jusque-là en cours, et maintenant, il n'y a pas d'autre méthodes que la suivante :

Des laboratoires spécialement outillés recueillent le pus des pustules de cow-pox sur des génisses inoculées. Ce pus est mis dans de la glycérine et enfermé avec toutes les garanties de stérilisation voulues, dans de menus tubes de verre scellés à la lampe. La pulpe glycérinée se conserve en cet état pendant assez longtemps. Quand on veut vacciner un sujet quelconque, on brise les deux extrémités du tube, on recueille la pulpe dans un verre de montre préalablement stérilisé par l'ébullition. A l'aide d'un vaccino-style, qui est une sorte de plume en acier à bords tranchants, on recueille une petite parcelle du vaccin.

Un aide a préparé le sujet, en lui lavant la peau à l'eau, au savon, puis à l'alcool ou à l'éther. Dans l'emplacement choisi, l'opérateur pratique, sur trois points espacés d'au moins cinq centimètres, un léger grattage de l'épiderme, il ne faut pas enfoncer l'instrument, la peau ne doit pas se couvrir de sang.

La vaccination, en temps d'épidémie, doit être faite sur les nouveau-nés dès le huitième jour; en temps ordinaire il n'y a pas d'inconvénient à attendre six semaines. On admet, par expérience, que l'immunité acquise tend à disparaître au bout de six à huit ans. Il faut alors revacciner.

La revaccination doit être faite au moins tous les huit ans et chaque fois qu'il y a une épidémie.

D'après ce que j'ai dit, on comprend qu'il n'y a aucun risque à se faire revacciner; il n'y a que des avantages. En effet, de deux choses l'une, ou le vaccin prend et alors c'est la preuve que l'opération était nécessaire et que s'il y avait eu une épidémie, on risquait d'y succomber, ou bien le vaccin ne prend pas et alors il n'en résulte aucun désagrément.

La vaccination ne doit pas être douloureuse. Il n'est pas besoin d'y consacrer beaucoup de temps. L'endroit choisi habituellement par le médecin est la face externe de l'épaule. On place le vaccin en trois points en triangle, au fond des rainures qui séparent les reliefs musculaires. Il est des cas où l'on préfère choisir d'autres endroits, en particulier chez les filles. En prévision des décolletages futurs, on vaccine souvent celles-ci à la fesse ou à la cheville. Mais cela n'est pas sans inconvénient ni danger.

Il va sans dire qu'après la vaccination, on doit rester un certain temps, quelques minutes, sans recouvrir l'endroit et qu'il vaut mieux ne pas se baigner, ni laver la partie inoculée, avant quarante-huit heures.

Le médecin a toujours la précaution de changer de vaccino-style pour chaque opération. Jamais un même instrument ne sert à deux personnes consécutives, sauf si entre les deux on a eu soin de le bouillir longuement.

Environ quatre jours après la vaccination apparaît aux points traités un bouton en relief, à peu près semblable à celui de la variole : vésicule garnie d'un liquide clair, entourée d'une zone rouge d'inflammation. Vers le huitième jour, le bouton est mûr, il va suppurer; à ce moment, l'enfant ou la grande personne, peuvent présenter de la fièvre, des vomissements et des glandes du côté vacciné. Il s'agit d'une petite réaction générale sans gravité et qui ne dure pas. Les jeunes enfants et surtout les nouveau-nés, supportent la vaccine avec la plus grande aisance.

Vers le dixième jour, la pustule se dessèche ; au quatorzième jour, elle est remplacée par une croûte brune, noirâtre, sèche, épaisse, qui ne tombe que vers le dix-huitième jour, si on ne l'a pas arrachée.

Huit jours après l'inoculation, on peut considérer le sujet comme réfractaire à la variole.

Il ne faudra pas s'alarmer si, au moment de l'apparition des boutons de vaccine, se montrent quelques petits furoncles ou des éruptions diverses. Les accidents sont plutôt rares et ils se produisent de moins en moins depuis qu'on prend des précautions minutieuses pour n'opérer qu'avec des vaccins purs, sur une peau propre avec des instruments stérilisés.

ROUGEURS DIVERSES

A côté des fièvres éruptives, maladies bien classées, dont nous venons de décrire les principaux symptômes, les enfants présentent diverses rougeurs de la peau dépendant d'infections très diverses. Les taches varient dans leurs formes et dans leur étendue. Il en est de toutes sortes ; elles ne sont pas en rapport, au point de vue de leur intensité, avec la cause qui les fait naître. Parfois elles donnent les apparences d'une maladie très grave; elles se montrent sur des sujets abattus qui vomissent, ont de la diarrhée, avec une fièvre élevée; tantôt au contraire l'état général est à peine touché.

On ne peut rien préciser au sujet de ces rougeurs connues en médecine sous le nom d'*érythèmes polymorphes*. La cause exacte nous échappe. Les examens de laboratoire ont décelé indifféremment la plupart des microbes connus. On admet que c'est l'indice d'un état infectieux ou d'une intoxication provenant de médicaments mal tolérés ou d'aliments malsains.

Le traitement varie selon les idées du médecin et la cause soupçonnée. En général, quand un enfant présente des rougeurs, il faut d'abord prendre sa température, puis, le baigner, le savonner afin de désinfecter la peau. On lui mettra de l'huile goménolée dans les narines, on lui lavera la gorge, et on le maintiendra au régime lacté avec des boissons abondantes : tisanes diverses, thé léger, etc. On cherchera à désinfecter le tube digestif.

J'indiquerai tout de suite que, lorsqu'un enfant a de la fièvre, quelle que soit la maladie qu'il puisse avoir, on le soulagera grandement en lui donnant des lavements avec un litre environ, ou un demi-litre, suivant l'âge, d'eau longuement bouillie dans laquelle on aura mis à fondre du sel de cuisine en proportion de neuf grammes de sel pour un litre d'eau et qu'on aura laissée refroidir à la température de la pièce. Avec cette pratique, appliquée dès les premiers symptômes inquiétants, on arrive souvent à enrayer net quelque maladie commençante. Par la suite, ces lavements froids soulagent toujours le malade et cela sans danger.

FIÈVRE TYPHOIDE

C'est une maladie qui s'observe à tout âge, même chez le nourrisson, quoique cependant la fièvre typhoïde, assez rare de deux à cinq ans, soit encore plus rare au-dessous de deux ans.

On sait, avec certitude, que la fièvre typhoïde est due à un microbe que l'on connaît : le bacille d'Eberth.

Chez le jeune enfant, le diagnostic est rarement fait, car on pense plutôt à une méningite, à une infection gastro-intestinale. A cet âge, la maladie est très grave ; il y a cependant des cas de guérison car le jeune organisme se défend assez bien.

La fièvre typhoïde du jeune enfant a tendance à

ressembler à la méningite; elle engendre fréquemment des complications du côté des os et on la rencontre aussi comme point de départ d'une tuberculose.

On ne peut vraiment pas indiquer le traitement de la fièvre typhoïde car, en fait, il n'existe pas et varie suivant les sujets et les symptômes observés.

C'est chez l'enfant surtout que les bains donnent le meilleur résultat et sont le mieux tolérés.

Rien n'empêche de vacciner contre la typhoïde au moyen de vaccin T. A. B. Les doses varient suivant l'âge, on admet, en moyenne, qu'elles seront de 1/4, 1/3, 1/2, 2/3 de celles de l'adulte. Les symptômes sont assez variables et je crois intéressant de décrire ceux qui s'observent avec le plus de constance, et cela, dans le but de mettre en garde les familles.

La maladie commence ou lentement, ou au contraire avec une brusque fièvre à 40°, des maux de tête, des vomissements. Parfois elle commence par une angine ou bien avec du rhume de cerveau, ou des signes de grippe; ou encore par un torticolis, même par une crise rappelant l'appendicite.

La fièvre monte rapidement et se maintient à 39°, 40° et plus, pendant dix à vingt jours. L'état général est rapidement grave; le malade est très abattu et cependant, il ne dort plus. Tantôt il a de la diarrhée, mais tantôt aussi de la constipation. La langue est rouge sur la pointe et les bords, blanche, très chargée, en son milieu. L'abdomen est bien souvent ballonné.

Maintes fois la maladie ne dure que de quinze à vingt jours; la convalescence est toujours longue et, pendant qu'elle s'achemine vers la guérison, il faut redoubler de vigilance car c'est l'époque des complications qui sont parfois plus redoutables que la maladie elle-même.

GRIPPE

La grippe ou influenza, contrairement à l'opinion souvent émise, n'est pas plus rare chez l'enfant que chez l'adulte. Elle dépend surtout d'une épidémie.

Le microbe n'en est pas connu. Elle éclate brusquement par des frissons, des nausées, des vomissements, des douleurs dans la tête, le dos, les membres, de la courbature et de la fièvre. Chez les petits enfants elle commence par de la fièvre et un abattement manifeste, rarement par des convulsions.

Le symptôme capital est la fièvre qui atteint

39°, 40° et plus ; elle tombe au bout de vingt-quatre à quarante-huit heures. Dès le commencement la faiblesse est extrême, l'enfant reste prostré, assoupi, il transpire, il n'est pas rare de lui voir des rougeurs sur le corps et surtout à la face. Le délire et les convulsions sont assez rares tandis que les douleurs de tête, des membres et des jointures, sont à peu près la règle.

Suivant que la grippe s'attaque à l'appareil respiratoire, à l'appareil digestif, ou au système nerveux, les formes sont variables. Tantôt on trouve du rhume de cerveau avec de la rougeur des yeux, du larmoiement, une toux sèche quinteuse, de la laryngite, pouvant même laisser croire à du croup ; dans d'autres cas, le manque d'appétit est complet, l'enfant vomit, il a de la gastro-entérite ou de la constipation ; enfin, dans les formes nerveuses, les douleurs prédominent ; l'abattement est tel qu'on croit à une méningite.

La grippe expose à des complications multiples très graves. Si la maladie évolue rapidement (puisqu'elle guérit en moyenne en deux ou quatre jours) la convalescence est longue et dure au moins dix jours. C'est à cette période qu'il faut craindre l'apparition de la tuberculose, de glandes, de broncho-pneumonie, etc.

Le malade sera maintenu au régime lacté avec des tisanes chaudes. Les bains tièdes et les enveloppements froids du thorax rendent les plus grands services. Il est indiqué de donner de toutes petites doses de quinine, d'antipyrine et surtout d'aspirine. On ne craindra pas de donner un peu d'alcool et de café.

Chaque forme et chaque complication comportent un traitement spécial pour lequel l'intervention du médecin est nécessaire.

RHUMATISME

Le rhumatisme est très fréquent chez les enfants, quoique cependant il soit rare avant cinq ans et surtout au-dessous de deux ans.

Les enfants de parents rhumatisants y sont manifestement prédisposés.

La maladie apparait à l'occasion d'un refroidissement et surtout d'un froid humide, de fatigue, de surmenage, etc.

Bien que le microbe n'ait pu encore être mis en évidence, on tend à admettre que c'est une maladie infectieuse dont le germe ne se transmet pas par contagion.

Le rhumatisme qui s'attaque aux jointures

débute généralement d'une façon insidieuse ; c'est un malaise vague ; l'enfant est toujours fatigué, son caractère devient grognon ; assez souvent on note, au commencement, de la rougeur de la gorge.

Les jointures atteintes sont gonflées et la peau qui les recouvre apparaît rosée. Le moindre attouchement, le moindre mouvement éveillent des douleurs. La fièvre est assez modérée. Il est rare qu'elle atteigne 39°. La santé est altérée; il y a une véritable anémie.

Le rhumatisme est surtout dangereux chez les enfants à cause de son retentissement sur le cœur. Les lésions du cœur ne s'établissent qu'à la longue, mais on peut certifier que, huit fois sur dix, les personnes atteintes de maladie de cœur ont souffert jadis, dans leur jeune âge, de rhumatismes.

Lorsque le rhumatisme atteint le cerveau, ce qui est assez rare, il rappelle la méningite.

La maladie, par elle-même, n'est pas grave, malheureusement elle a tendance à rechuter et à se reproduire, au grand dommage du cœur.

Il faut surveiller tout particulièrement l'hygiène de l'enfant rhumatisant.

Toutes les formes de rhumatismes infectieux, complications d'un état microbien quelconque, s'observent chez l'enfant même très jeune. Le rhumatisme blennorragique n'est pas du tout une rareté.

TUBERCULOSE

Dans la plupart des cas, les adolescents tuberculeux ont contracté leur maladie pendant l'enfance. La tuberculose se manifeste dès la première enfance après le quatrième mois, mais aussi plus tard.

On tend aujourd'hui à nier la transmission de la tuberculose par hérédité. Les contagions observées semblent dériver moins de la transmission du bacille entre mère et fils, que de la contagion contractée dans le milieu familial. Très souvent, le bacille de Koch est apporté à l'enfant par le tube digestif, notamment par le lait de vaches tuberculeuses.

Cependant il est indéniable qu'un enfant de tuberculeux est, pour ainsi dire, préparé à recevoir le bacille de Koch. Il constitue, pour cette mauvaise graine, le meilleur des terrains.

La tuberculose engendre presque toujours l'apparition de glandes. Elle peut sommeiller longtemps jusqu'au jour où une maladie aiguë, des troubles digestifs, une mauvaise hygiène, une nourriture défectueuse, la fatigue, viennent la mettre en mouvement et lui permettre de se propager dans tout le corps.

La tuberculose évolue le plus souvent d'une façon lente et trompeuse; mais qu'on ne s'y trompe pas, ce n'est pas une règle absolue et il y a des infections tuberculeuses foudroyantes qui emportent le malade en quelques jours.

On est en droit de soupçonner la tuberculose chez un enfant d'un an, lorsqu'on lui trouve tous les jours, notamment le soir vers cinq heures, un peu de fièvre aux alentours de 38°, surtout si elle coïncide avec de l'amaigrissement et des troubles digestifs.

Le petit malade est trop sage, indifférent, trop sérieux pour son âge, sa physionomie a une expression de gravité précoce. La toux n'est pas constante et il ne faut pas se baser sur son absence pour en tirer des espoirs trompeurs. L'appétit est des plus capricieux.

Les jeunes enfants succombent assez vite à la consomption et surtout à la méningite.

Le diagnostic est souvent très difficile car le seul signe de certitude est la découverte du bacille de Koch dans les crachats, les urines, ou les matières fécales. L'enfant ne sait pas cracher, il est donc difficile d'examiner ses expectorations. L'analyse se fait surtout dans les selles. Vu les risques de contagion et les dangers de la tuberculose, on doit, dès la naissance, séparer le nouveau-né du milieu familial où vit quelque tuberculeux et surtout de sa mère si celle-ci est malade.

L'enfant sera envoyé à la campagne ou au bord de la mer. Si on l'élève en suivant les règles d'une hygiène convenable comme celles que j'ai définies; la guérison est la règle.

Plus encore que pour tout autre enfant, il faut veiller à ce que le petit malade vive dans un logement aéré, au grand air, s'adonnant à des exercices convenables, évitant le surmenage, et mangeant une alimentation convenablement réglée. En outre, on le soumettra de bonne heure à l'hydrothérapie quotidienne, douches, bains, avec frictions. L'huile de foie de morue offre de précieuses ressources.

Le traitement de la tuberculose est très délicat à diriger, il demande un médecin expérimenté et des parents obéissants.

La suralimentation, dogme universellement connu, perd de plus en plus de nombreux partisans; l'expérience a montré, qu'à côté d'avantages réels dans certaines circonstances, elle avait des inconvénients sérieux, et qu'elle ne convenait pas à tous les malades. C'est une grosse faute que de croire que l'on doive automatiquement soumettre un tuberculeux au gavage avec de la viande crue, des œufs crus, etc. Cette alimentation riche est subordonnée à la résistance de l'estomac. On peut dire que c'est par l'estomac que le tuberculeux guérit; il est donc de première importance de ne pas surmener cet organe, pourtant si complaisant, mais dont la tolérance a cependant des limites.

SYPHILIS

Je serai bref sur la syphilis des enfants; cette question est trop grosse pour être traitée ici. Les personnes qu'elle intéresse pourront se reporter à l'étude détaillée que j'en ai fait dans l'ouvrage de cette même collection intitulé : *Ce qu'il faut savoir des maladies vénériennes*.

Je rappellerai brièvement que la syphilis des nourrissons et des jeunes enfants est habituellement un héritage des parents. L'hérédo-syphilitique qui a pu parvenir à naître sans accidents, présente fréquemment des phénomènes et des déformations. Ou bien, de son nez coule une sorte d'humeur; ou bien il a des fissures aux lèvres et à l'anus; assez souvent ses ongles sont laids, épais, ternes, ils tombent. Les troubles digestifs sont fréquents. Les altérations des oreilles, des dents, du nez, sont caractéristiques pour l'œil d'un médecin.

L'hérédo-syphilis est très grave car, sur cent enfants nés de parents syphilitiques, il en meurt quatre-vingt environ dans les premiers temps de la vie et les survivants ne sont guère solides.

En dehors de cette forme héréditaire, la syphilis peut atteindre des nouveau-nés bien portants, de la même manière qu'elle s'empare d'adultes sains, notamment par la contagion d'objets de toilette ayant servi à des syphilitiques, par le baiser, par des attentats vénériens, à moins que ce ne soit par la faute d'une nourrice malade dont le lait a propagé le microbe.

Une telle atteinte de syphilis entraîne presque toujours la mort du nourrisson.

Bien qu'une mère syphilitique puisse ne pas infecter par son lait son enfant sain, il est préférable d'élever ce dernier par l'allaitement artificiel; en aucun cas, un enfant de syphilitique ne sera confié à une nourrice à gages.

Le traitement est spécial, minutieux, sans règles fixes.

SCORBUT INFANTILE

Cette maladie, dont la connaissance est assez récente, et dont la cause n'est connue que depuis peu de temps, se caractérise par des douleurs des membres, surtout des membres inférieurs, arrachant des cris à l'enfant. La santé semble bien compromise, le teint est pâle, il y a quelques poussées de fièvre; chez les enfants qui ont des dents, les gencives sont saignantes, l'haleine empeste. On peut voir des convulsions et un état d'abattement voisin de la mort. Elle dure de un à trois mois, six mois et plus et aboutit à la mort, sauf si elle est bien soignée. Sous la peau on relève des épanchements sanguins; les os très fragiles, se cassent.

Le scorbut infantile est surtout fréquent de cinq à dix-huit mois et s'observe plus dans la classe aisée que dans les milieux pauvres.

On sait aujourd'hui qu'il est dû à une alimentation défectueuse composée d'aliments préparés industriellement : laits stérilisés, farines lactées, racahouts, farines travaillées, etc. C'est en étudiant cette maladie qu'on a découvert l'existence de ces principes mystérieux, indispensables à la vie, auxquels on a donné le nom de *vitamines*.

Quand la maladie est reconnue, il est assez facile de la soigner et d'obtenir la guérison. Il suffit de changer le régime alimentaire, de cesser l'emploi de ces aliments dont les vertus sont prônées dans les journaux par une publicité grassement payée, abandonner ces prétentieuses farines cuisinées par l'industrie, mettre l'enfant au sein, ou au lait frais, de vache, de chèvre, ou au bouillon de légumes; enfin l'exposer au soleil et au grand air. Il faut, en outre, donner des légumes frais comme de la purée de pommes de terre, des bananes, du jus ou des compotes de fruits frais. On recommande surtout le jus de citron à hautes doses dont on donne un mélange avec du miel, par cuillerées à café, de six à dix en vingt-quatre heures.

HÉMOPHILIE

On appelle hémophilie, un état morbide particulier que présentent certaines personnes à perdre du sang en abondance, et longtemps, pour des blessures même insignifiantes. Les garçons sont plus souvent atteints que les filles. Tout dépend incontestablement d'une prédisposition transmise de parents à enfants.

L'hémophilie apparaît dès la naissance. Elle peut entraîner la mort pour une cause d'apparence futile, par exemple un saignement de nez, la chute d'une dent, etc. Quand le sujet atteint la puberté sa maladie guérit bien souvent.

Les hémophiles seront traités avec précautions; on les fera habiter sous un climat chaud; on leur donnera des médicaments toniques comme l'huile de foie de morue, le fer, le quinquina, les sels de chaux, etc. Au moment d'une hémorragie, on appellera en hâte le médecin et on se contentera d'arrêter le sang dans l'attente de la visite, en maintenant un doigt propre appuyé sur le point qui saigne.

GLANDES

Les glandes sont, ainsi que je l'ai déjà dit, des ganglions lymphatiques existant normalement qui, par suite d'une attaque infectieuse quelconque, grossissent, durcissent, dans le but de défendre l'organisme contre l'invasion microbienne.

Les glandes ne sont pas une maladie spéciale, mais l'indice d'infections diverses. Elles peuvent être dues à de la tuberculose, à la syphilis, des tumeurs cancéreuses, (qui ne sont pas si exceptionnelles qu'on croit chez l'enfant), à des maladies épidémiques, à de la scrofule (qui n'est autre qu'une forme de tuberculose atténuée) mais surtout à des dents mauvaises, à une peau sale, mal entretenue, à des eczémas, de la gourme, ou tout simplement des poux. Le traitement varie selon la cause. Je vais parler rapidement des plus banales :

GOURME

La gourme, ou impétigo, est une infection de la peau par un microbe très répandu : le *streptocoque*. On a tendance, chez les enfants, à appeler indifféremment : gourme, toutes les lésions de la peau suintantes se recouvrant de croûtes, même les eczémas.

La gourme véritable est assez facile à reconnaître, elle siège de préférence à la face, auprès des narines, de la bouche, derrière les oreilles, et au cuir chevelu. On prête rarement attention aux débuts de l'affection. On ne la remarque que quand elle apparaît sous forme de larges croûtes aplaties, jaunes, semblables à un mélange de miel et de cire ou à des gouttes de colle desséchées. Si on arrache la croûte, on trouve dessous une peau rosée, suintante, à vif, se recouvrant rapidement d'une croûte nouvelle.

Dans les cheveux, l'humeur se dessèche en forme de gouttes. Bien traitée, la gourme guérit, en huit à vingt jours sans laisser de traces; le nez coule et les glandes du cou ne manquent jamais. Pour guérir la gourme, on ramollit les croûtes et on les fait tomber par des compresses d'eau bouillie renouvelées sans arrêt. Quand la peau est dénudée, on fait, deux ou trois fois par jour, un attouchement avec de l'eau d'Alibour pure ou dédoublée avec de l'eau bouillie.

Eau de fontaine bouillie . .	300 grammes
Sulfate de zinc.	2 à 4 grammes
Sulfate de cuivre.	1 à 2 —
Teinture de safran	0 gr. 20 à 0 gr. 50
Alcool camphré	5 grammes

(Filtrer après 24 heures. Usage externe).

Ces attouchements seront faits au moyen d'un petit tampon d'ouate hydrophile imprégné de la solution. Attention! Il ne s'agit pas de poser un pansement mais de toucher seulement la partie malade, jeter le coton, attendre que le liquide soit sec et mettre aussitôt après une pâte à l'oxyde de zinc.

Bien prendre garde aux petites fissures derrière les oreilles qui, tant qu'elles existeront, constitueront un repaire d'où les microbes embusqués se répandront toujours sous la peau et feront reparaître l'affection.

Il est d'usage de donner en même temps du sirop antiscorbutique ; cette médication n'a aucune raison d'être et on peut parfaitement s'en abstenir; il vaut mieux mettre l'enfant au grand air et le baigner tous les jours. La gourme disparue, les glandes s'effacent spontanément.

POUX

La gourme n'est pas toujours due à la malpropreté mais bien souvent pourtant c'est là sa vraie cause. Il n'est pas rare de la rencontrer associée à des poux.

Les poux de tête ont comme une prédilection pour les cheveux des jeunes enfants. On peut en trouver sur des enfants parfaitement tenus si, par malheur, ceux-ci ont approché d'enfants plus négligés.

Pour éviter les poux, il faut conserver les cheveux très courts, les peigner au peigne fin, tous les jours.

Ils ne sont pas en effet sans danger. Ces insectes ont un appétit insatiable; ils doivent se gorger de sang plusieurs fois par vingt-quatre heures; ils possèdent un appareil spécial qui arme leur bouche et leur sert à piquer. La pénétration de leur aiguillon dans la peau provoque des démangeaisons impérieuses et des éruptions de formes diverses qui peuvent ressembler à d'autres maladies et prêtent à erreur. Poussés à se gratter, les enfants récoltent sous leurs ongles des microbes qu'ils vont semer ailleurs sur leur corps. C'est ainsi que chez les enfants prend naissance la gourme, que les bonnes femmes de campagne appellent des *maux* ou du *mauvais sang*.

Sous les croûtes de la gourme, les poux se multiplient à l'abri. Malgré les recherches les plus minutieuses, il reste toujours quelques œufs collés aux cheveux (des *lentes*) ou de jeunes poux sortant de l'œuf. On économiserait bien des tonnes de sirop dépuratif si l'on pensait à combattre les poux. Ceux-ci peuvent engendrer des maladies d'yeux. On a pu les accuser de transmettre la tuberculose, l'eczéma, le typhus. Certaines observations récentes semblent les rendre responsables de la transmission de la scarlatine. Aujourd'hui, il n'est plus besoin de couper les cheveux. On doit à

Sabourau un traitement parfaitement efficace, n'ayant qu'un inconvénient, c'est de demander quelques précautions, car le remède, très inflammable, doit être appliqué loin du feu et même d'une cigarette allumée. Pour les enfants on mettra la pommade suivante, en couche épaisse, sur tout le cuir chevelu qu'on recouvrira ensuite d'un bonnet ou d'une compresse arrangée en turban :

Xylol.	150 gouttes
Vaseline	150 grammes

(Usage externe).

Au matin, enlever le plus gros de la pommade avec des tampons d'ouate, puis savonner à l'eau tiède; peigner au peigne fin. Le soir suivant et deux ou trois nuits de suite, on recommence. Il n'y a pas à craindre d'en appliquer sur les croûtes de gourme. Après le savonnage du matin, ce sera le moment de traiter les plaques par des attouchements à l'eau d'Alibour, comme je l'ai dit précédemment (voir gourme).

DÉBILITÉ CONGÉNITALE CACHEXIE DES NOURRISSONS

Les nouveau-nés débiles, que le public appelle des avortons, sont des enfants nés le plus souvent prématurément avant huit mois. A partir de huit mois, l'enfant se comporte comme s'il était à terme. On voit des nouveau-nés qui ne pèsent pas un kilog. Au-dessous de ce poids, la survie est exceptionnelle. Au-dessus, elle est d'autant plus à espérer que le poids est élevé et se rapproche de la normale.

La santé du débile varie selon que les parents sont sains ou malades. La plupart du temps, il faut tenir compte d'ascendants tarés par l'alcoolisme, la syphilis, la tuberculose, etc.

Les débiles sont sujets aux infections; ils résistent mal et presque toujours meurent. On doit les conserver dans une chambre chauffée à 18° ou 20°, enveloppés dans de l'ouate, sous des couvertures, entourés de bouillottes d'eau chaude. Dans les cas graves, il est préférable de les élever dans des caisses chauffantes spécialement construites, qu'on appelle des *couveuses*. Le débile a besoin de lait de femme et de rations fortes; on lui donnera des petites quantités de sel marin, ou on lui fera des injections d'eau de mer (plasma de Quinton).

Les troubles de la croissance sont fréquents chez les nourrissons. Ils se développent mal, ils sont atteints de cachexie, c'est-à-dire qu'ils maigrissent, n'augmentent pas de poids. La cause de cet état morbide doit être recherchée parmi plusieurs facteurs : tuberculose, syphilis, fièvres éruptives, alimentation insuffisante, ou au contraire suralimentation, régime mal conduit avec usage prématuré d'aliments autres que le lait (panades, bouillies, etc.), affections gastro-intestinales, entérite, constipation, habitations malsaines, milieux misérables, etc. Ces enfants qui se développent mal, encore appelés *athrepsiques*, ressemblent à de pauvres petits chats écorchés, ils sont d'une maigreur effrayante, leurs os transparaissent sous la peau flasque, qui pend sur les membres comme un sac vide. La température est irrégulière, généralement au-dessous de la moyenne. La mortalité est très grande au-dessous de quatre mois; au-dessus, les chances de guérison sont plus grandes. Il faut que le médecin recherche la cause véritable pour lui porter remède et prescrire un régime convenable. Presque toujours, il donne du lait très sucré, du sucre à fortes doses, et quelques pincées de sel; il prescrit la vie à la campagne, au grand air, l'exposition au soleil, mais avec précautions. C'est un des triomphes de la méthode de Quinton par les injections d'eau de mer.

Les bains salés réussissent très bien.

Après deux ans et demi on peut donner des bains de mer.

Le nourrisson trop alimenté se développe tout aussi mal. Son haleine est désagréable, il vomit fréquemment et ses selles prennent un aspect d'entérite. En réglant convenablement l'alimentation, la guérison s'obtient.

RACHITISME

Voici une maladie mystérieuse, connue pourtant de longue date, caractérisée par des troubles de la croissance des os, d'où il résulte des déformations du squelette. Le rachitisme se développe d'habitude entre cinq et quinze mois. Il existe un rachitisme tardif apparaissant à l'âge de la puberté.

Il faut accuser l'hérédité, des conditions hygiéniques défectueuses (logements insalubres dans une ville sous un climat humide), la syphilis héréditaire, la tuberculose, l'alcoolisme des parents, la plupart des maladies toxiques ou infectieuses, une alimentation mal réglée, etc.

Le rachitique a un aspect très particulier : c'est un enfant ayant presque toujours de beaux yeux avec de longs cils et des cheveux fournis, mais ses membres se courbent, les jointures grossissent, les côtes dévient et se recouvrent de nodosités de chaque côté de la poitrine, la colonne vertébrale fléchit. Le rachitisme s'installe d'une manière lente et insidieuse, presque toujours au cours d'une affection gastro-intestinale. L'enfant est faible, apathique, il ne recherche pas à marcher, il fait ses premiers pas très tard, sa peau est pâle, il a des sueurs abondantes, surtout à la tête et pendant le sommeil. Il n'est pas toujours maigre. Quand le rachitisme apparaît de bonne heure, le crâne subit des déformations, notamment les fontanelles retardent à s'ossifier; les os restent minces et se développent à tel point que la tête prend l'apparence de l'hydrocéphalie. La mâchoire est bien souvent déformée. La dentition retardée est un signe très important. Presque toujours, les dents sont mal implantées. C'est l'origine de la plupart des déformations du thorax, laissant d'une manière définitive des infirmes qui resteront bossus, avec une colonne vertébrale contournée, un bassin étroit, des genoux rentrés, des pieds plats.

La taille reste au-dessous de la normale. Suivant

les cas, l'enfant est maigre ou obèse; son intelligence est normale, mais il est toujours faible, son caractère est grognon et il répugne à toute activité.

Les poumons respirent mal dans une poitrine étroite, aussi les sujets rachitiques sont, plus que d'autres, victimes de broncho-pneumonies et prédisposés à la tuberculose.

Si le traitement est commencé à temps, avant que la maladie ait pris une forme grave, on obtient de belles guérisons.

On connaît un rachitisme aigu à évolution très rapide, heureusement assez rare.

C'est affaire à des médecins spécialistes que d'établir un diagnostic et un traitement de rachitisme.

En prévision, on recommande de veiller à l'alimentation des enfants et d'éviter tout ce qui peut causer des troubles digestifs. Il faut régler l'hygiène comme je l'ai dit; il est bon d'envoyer le malade au bord de la mer; l'air marin et les bains dans l'eau salée ont des effets remarquables.

Quand les déformations osseuses sont établies, on les redresse par des traitements orthopédiques de longue durée ou des interventions chirurgicales.

TROUBLES DE LA DENTITION

L'apparition des premières dents se fait entre six et trente mois. On observe de grandes variations entre chaque sujet. Les premières dents, ou dents de lait, sont au nombre de vingt. La seconde dentition, comporte les dents définitives, commence à six ans et ne se termine qu'à l'âge adulte. On sait qu'elle comporte trente-deux dents.

C'est un préjugé très répandu que la poussée des dents engendre des troubles sérieux pour la santé de l'enfant. Oe sait aujourd'hui que cette opinion est considérablement exagérée.

En réalité, la poussée des premières dents provoque des douleurs qui agitent l'enfant et le font crier. Les gencives gonflées sont le siège d'une véritable congestion qui se traduit par de la rougeur, avec des éruptions sur la figure (qu'on appelle des *feux de dents*), un écoulement de salive abondant et même un peu de congestion de la gorge qu peut engendrer des angines. A ce moment, l'organisme est plus sensible aux infections et il n'est pas rare de voir se déclarer des bronchites, des troubles gastro-intestinaux, de la toux, et même des convulsions. La plupart du temps ces accidents sont légers et de courte durée.

Si on veut éviter les accidents de la dentition, il faut tenir très propre la bouche du nourrisson en faisant suivre chaque prise de lait par un lavage avec un petit tampon de ouate hydrophile imprégné d'eau bouillie ou d'eau de Vichy tiède, que l'on pousse avec le doigt.

Il faut se méfier des sirops de dentition du commerce qui contiennent des substances toxiques. Avec eux, on a eu à déplorer de graves mécomptes. Il n'en est qu'un, de l'avis de tous les médecins, qui, jusqu'à présent, échappe à toutes les critiques, véritablement inoffensif et procurant les bons effets recherchés, c'est le sirop Delabarre, à base de miel, de safran, de tamarin, d'acide citrique, etc.

Lorsque les dents viennent déformées ou mal plantées, c'est souvent un signe d'un tempérament mauvais légué par des parents malades. On pensera à la syphilis afin d'appliquer le traitement. A part cela il n'y a qu'à attendre la seconde dentition qui pourra très bien être régulière. De toute manière, il n'y a pas à intervenir avant cet âge-là.

MALADIES DE LA BOUCHE

Les jeunes enfants souffrent très souvent d'accidents du côté de la bouche. Il s'agit, presque toujours, d'infections diverses par des microbes apportés par des ustensiles ou des mains sales. C'est ce qu'on appelle des *stomatites* qui sont localisées aux lèvres, aux joues, aux gencives, à la langue, ou étendues à toute la bouche. Elles enflamment la muqueuse qui prend une couleur rouge très vive et se recouvre aussi parfois d'une sorte d'enduit opalescent. La fièvre n'est pas de règle, par contre la salivation est très abondante.

Dans d'autres cas, ce sont de véritables fausses membranes, difficiles à détacher, douloureuses, entraînant la formation de glandes au cou.

Quelle que soit la forme (et il en est de nombreuses), on ne doit pas négliger une stomatite car, si parfois l'affection est bénigne, il n'en est pas moins vrai qu'elle peut devenir grave et il faut toujours la considérer comme une menace sérieuse puisque on en voit qui rongent les chairs, se transforment en gangrène et entraînent la mort.

Ce petit accident bien connu qu'on appelle des *aphtes* est une forme de stomatite qui mérite également des soins sérieux. Il ne faut pas toujours croire que les aphtes soient dues à du lait de vache atteinte de fièvre aphteuse.

Pour éviter les stomatites, il convient de laver la bouche du nourrisson ou des enfants plus grands, après chaque repas, au moyen d'eau bouillie tiède dans laquelle on mettra du borate de soude à la dose de cinq grammes pour un litre.

Quand la stomatite est déclarée, il faut consulter le médecin car il peut être nécessaire de faire des cautérisations. Il faut surveiller l'état des voies digestives et, s'il y a de la fièvre, ne pas craindre de recourir aux bains.

MUGUET

Le muguet est une stomatite spéciale qui s'observe à tout âge, même chez le vieillard, et particulièrement fréquente chez le nourrisson. Elle est due à un champignon connu qui, par lui-même, n'engendre pas de grands troubles, mais il convient d'y porter attention car le muguet ne vient que sur des sujets dont la santé est grandement compromise et il peut s'étendre de proche en proche, ou se propager à l'intérieur du corps. Le diagnostic en est facile, la bouche du malade semble tapissée d'un enduit crémeux semblable à ces peaux qui surnagent le lait.

Le traitement consiste en des lavages avec du bicarbonate de soude (5 grammes pour 1.000) ou mieux de l'eau de Vichy.

AFFECTIONS GASTRO-INTESTINALES

Les nourrissons surtout, mais les jeunes enfants également, ont de fréquents accidents du tube digestif qui se traduisent par de la diarrhée, de la constipation, de la gastro-entérite et des signes de dyspepsie.

Quand le tube digestif devient malade, l'appétit est presque toujours arrêté; l'heure du repas ne provoque pas les cris de l'enfant affamé; parfois, c'est le contraire, rien ne paraît le rassasier; il réclame sans cesse à boire.

La bouche est sèche et rouge, la langue blanche, piquetée de taches rouges, semblables aux petits grains qui surmontent les fraises, l'haleine désagréable, les vomissements fréquents contenant de la bile ou des aliments, les selles n'ayant plus leur caractère normal (homogène, d'odeur fade et de coloration jaune d'or, à consistance demi-molle); tout cela doit faire penser à une affection gastro-intestinale.

Lorsque les selles représentent des aliments mal digérés, elles ont une coloration jaune, verte, grise, uniforme ou panachée, une consistance inégale; elles sont comme une sauce mal liée, formée de grumeaux; on y voit des flocons blanchâtres ou jaunâtres et leur odeur est forte, aigre, ou franchement fétide.

Les selles de diarrhée sont de consistance liquide; d'aspect panaché de plusieurs couleurs, avec une odeur acide, fétide, ou même rappelant celle de l'alcali.

Les selles des enfants constipés sont homogènes, sèches, dures, comparables à du mastic.

L'aspect de l'abdomen est très inégal; tantôt il est mou et creusé, tantôt il est dur et ballonné.

On ne peut donner d'indications nettes de l'état général qui est très variable bien que, le plus souvent, il y ait de la fièvre et que l'enfant maigrisse.

Il est impossible d'exposer toutes les formes diverses que présentent les infections gastro-intestinales; qu'elles soient aiguës ou chroniques, avec ou sans fièvre, rappelant de la dysenterie, ou même le choléra.

Le traitement varie suivant les formes et suivant l'âge, mais on sait qu'il faut faire toujours très attention à ces accidents capables de causer des catastrophes, comme par exemple la maladie qui est connue de tous, sous le nom de choléra infantile.

CHOLÉRA INFANTILE

Les symptômes varient suivant l'intensité de l'infection.

Dans les cas aigus, un enfant, jusqu'ici en bonne santé, généralement nourri à l'allaitement artificiel, vomit son lait, et a de la diarrhée. Son ventre est souvent tendu et gros il a parfois de la fièvre au début. Tantôt la fièvre monte à 40°, 41° et l'enfant meurt, tantôt elle baisse peu à peu, en même temps que la diarrhée diminue.

Le choléra infantile, lui, débute par des vomissements et surtout de la diarrhée excessivement abondante : il y a parfois jusqu'à quinze selles dans une journée, jets liquides fusant avec force, d'abord colorés de matières, puis complètement incolores. L'enfant est agité et crie. La température, d'abord normale ou peu élevée, tombe bientôt au-dessous de la moyenne à 35° et 34°. Le malade est alors dans un état de prostration extrême ; on dirait un petit mort tant il est pâle, avec des yeux creux, un nez pincé, une peau figée, blanche, tachetée de marbrures violettes. Chez les nourrissons, les fontanelles se creusent ; la respiration paraît difficile et le souffle est nettement froid sur la main qui se place devant la bouche.

Le choléra infantile demande des soins urgents; ce n'est pas une question d'heures mais de minutes car, tel enfant bien portant, pris de la sorte, peut mourir en quelques heures. Généralement il meurt au bout de deux à cinq jours.

Chez les enfants qui ont dépassé un an, habituellement constipés, trop nourris, l'affection gastro-intestinale prend une forme de dysenterie. Les selles, dures et fétides au début, se transforment bientôt en glaires muqueuses, mousseuses, souvent striées de sang, fréquentes, douloureuses, mais peu abondantes.

La fièvre peut tomber ou guérir, mais il faut craindre les rechutes.

L'absence de diarrhée ne signifie pas qu'il faille écarter toute inquiétude. On connaît une forme grave, exceptionnelle, qu'on appelle *choléra sec,* dans laquelle la diarrhée fait défaut.

Quand l'enfant guérit de ces états aigus, il n'est pas rare qu'il conserve une forme chronique à laquelle on doit porter toute son attention car la croissance s'en ressent.

Autour des infections gastro-intestinales, il faut craindre des complications, aussi bien du côté des poumons, que du côté des autres viscères, ou même du système nerveux. On connaît de véritables méningites qui en sont la conséquence.

Les causes des affections gastro-intestinales sont extrêmement complexes. Certains enfants ont une prédisposition de naissance; l'âge a une influence indéniable; c'est en effet dans les trois premiers mois, puis à partir du neuvième que ces accidents s'observent. L'apparition des dents semble souvent les déclencher. L'influence des saisons et de la chaleur est manifeste; on sait comme les diarrhées des enfants sont fréquentes pendant la saison chaude et causent une mortalité élevée.

Le froid est moins dangereux, tout au plus occasionne-t-il des diarrhées passagères; on sait qu'il faut accuser les mauvaises conditions hygiéniques du milieu, l'insalubrité des logements, la pauvreté des parents, l'agglomération des enfants.

C'est en prévision de pareilles maladies que je me suis étendu si longuement sur les règles de l'allaitement. On sait qu'un allaitement mal dirigé, avec du lait de mauvaise qualité, cause la majorité des décès par choléra infantile.

Chaque fois qu'un enfant a des troubles intestinaux, qu'il vomit, qu'il a de la diarrhée, on ne saurait être trop prudent, il faut aller chercher le médecin, ou, conduire l'enfant à sa consultation;

il suffit d'envelopper le malade chaudement et on peut le transporter sans risques. En attendant la prescription médicale, *on doit supprimer tout ce qui peut être lait ou aliments. L'enfant ne prendra que de l'eau bouillie* ou une eau minérale faible (Alet, Vals, Evian, et même Vichy, mais alors il faut couper cette dernière de moitié d'eau). On peut donner du thé léger ou de l'eau avec du sucre et une petite quantité d'alcool ou de champagne.

C'est ce qu'on appelle la *diète hydrique*. On la continuera pendant douze ou quarante-huit heures et on sera très strict. On ne craindra pas que l'enfant boive trop; en pareil cas il ne boit jamais assez et il importe de remplacer dans son organisme toute l'eau qu'il perd par sa diarrhée.

Au bout de deux jours, il est inutile d'insister, on supprimera toujours le lait, mais on donnera de l'eau de riz, de l'eau d'orge et surtout du bouillon de légumes.

On se trouvera bien de donner un peu de calomel à petites doses (deux centigrammes chez les enfants de un an) ou du sulfate de soude (cinq grammes).

Il est prudent de ne pas donner de bismuth ni d'opium. Par contre je recommande souvent la potion suivante qui m'a donné toujours la plus complète satisfaction contre la diarrhée infantile :

Ipéca concassé	2 grammes
Eau	150 —

Faire bouillir un quart d'heure, passer et ajouter :

Acide lactique	3 grammes
Sirop de sucre ou de coing .	100 —
Alcoolat de citron	20 gouttes

Une cuillère à café toutes les heures.

Beaucoup d'enfants, aujourd'hui, sont arrachés à la mort, si on les soigne par des injections d'eau de mer isotonique, suivant la méthode de Quinton. Mais elles ne peuvent être pratiquées que par des personnes exercées et sous la conduite de médecins spécialistes.

Le moment délicat est celui où l'on doit permettre la reprise de l'alimentation. La moindre faute provoque des rechutes.

Il est prudent de ne pas donner du lait d'emblée et de commencer par des bouillons de légumes, une petite purée de pommes de terre, ou même une panade ou des fruits cuits.

Dans les formes où la température st basse, il faudra penser à réchauffer l'enfant au moyen de bouillottes et de couvertures.

Avant de donner du lait en nature, on commencera par du babeurre, c'est-à-dire le liquide qui reste dans la baratte après la préparation du beurre. On l'emploie pur ou en bouillies.

Il existe plusieurs recettes de bouillons de légumes. Voici deux formules indiquées par le professeur Nobécourt :

Carottes	50 grammes
Pommes de terre	40 —
Navets	10 —
Pois secs	5 —
Haricots secs	5 —
Poireau	1
Eau	1 litre

Faire bouillir à petit feu pendant cinq heures dans une marmite couverte où l'on aura ajouté cinq grammes de sel. Passer, compléter au besoin le litre avec de l'eau bouillante.

Autre formule :

Mettre dans un litre d'eau une poignée de riz, une poignée de lentilles, une grosse pomme de terre, une carotte, un poireau. Faire cuire pendant deux heures, passer, et ajouter cinq grammes de sel.

Je ne m'étendrai pas davantage sur les multiples maladies qui peuvent frapper le tube digestif des enfants. On les évitera en surveillant de très près le régime alimentaire et la qualité des aliments donnés. J'estime qu'il est prudent de ne pas donner de viande avant l'âge de six ans et de se contenter d'un régime à base de lait, de légumes et de fruits cuits.

VERS INTESTINAUX

Les vers sont plus fréquents chez les enfants que chez les adultes. Il n'y a pas encore longtemps qu'il était de mode, parmi les médecins, de tourner en dérision les croyances des bonnes femmes sur l'influence des vers dans les maladies des enfants. On avait tort de rire et aujourd'hui il ne vient plus à l'idée de personne de nier que la présence de vers dans l'intestin puisse être une source d'inquiétude. C'est surtout une question d'espèces.

Le *ver solitaire* ou *tœnia* comporte plusieurs genres. Il est exceptionnel au-dessous d'un an. On sait qu'il faut penser au tœnia quand on trouve dans les selles, les draps, ou les pantalons des enfants, des fragments de vers semblables à des morceaux de nouilles isolés ou accouplés en file, un peu comme les cases d'un centimètre-ruban de couturière.

Les *lombrics* se rencontrent surtout chez les enfants et à la campagne. Ils ressemblent aux vers de terre et on les trouve dans les selles. Ils mesurent environ de quinze à vingt centimètres. Les lombrics sont généralement au nombre de deux ou trois dans l'intestin, quelquefois plus. Ils peuvent remonter dans l'estomac et sortir par la bouche, le nez et même l'oreille. On en a vu, engagés dans l'appendice, qui sortaient à travers la paroi abdominale après avoir provoqué un abcès.

Les *oxyures* sont de tout petits vers blancs mesurant de trois à douze millimètres de long. On en a vu chez les enfants de cinq semaines. Ils siègent surtout dans le rectum mais ils remontent dans l'intestin grêle pour se reproduire. Ils se transmettent d'un individu à un autre, surtout par contagion au moyen des mains sales.

L'*ankylostome* est un petit ver cylindrique assez semblable, au premier aspect, à l'oxyure. Il est plus rare chez l'enfant que chez l'adulte. Alors que l'oxyure s'observe à la sortie de l'anus, l'ankylostome reste à l'intérieur du corps.

Le *trichocéphale* est un petit ver blanc terminé par un long fil et qui vit dans l'intestin grêle.

Les vers intestinaux occasionnent des troubles digestifs ; ils irritent l'intestin et provoquent la perte de l'appétit, la constipation, ou au contraire, un faim insatiable, de la diarrhée, et aussi des coliques et des symptômes d'entérite. Des paquets d'ascaris ou de tœnias ont pu, en certaines circonstances, causer de l'occlusion intestinale.

Il est raisonnable de penser que ces vers sont capables de favoriser la fièvre typhoïde et même l'appendicite.

Le trichocéphale, les lombrics, provoquent des états assez semblables à la fièvre typhoïde.

L'ankylostome, les tœnias, les lombrics, et les oxyures sont aussi la cause d'une anémie grave connue sous le nom d'anémie pernicieuse. On les accuse à juste titre de provoquer de l'amaigrissement, de l'irritabilité du caractère, de l'insomnie, des vertiges, des palpitations, des convulsions, de véritables crises d'épilepsie et même de méningite.

Si l'on n'y pense pas, il en résulte des maladies inguérissables. C'est pour s'en préserver qu'on recommande de ne pas manger de viande de bœuf et de porc crue ou peu cuite, d'éviter les légumes et les fruits crus qui peuvent être souillés. Mais avant tout, il faut veiller à ce que les mains soient lavées avant chaque repas et à chasser de l'habitation les animaux domestiques dont on ignore trop le danger. Bien des maladies, et des maladies graves, mortelles, proviennent de la vie en commun avec des chiens et des chats familiers, même très bien soignés et propres.

Contre les vers, il faut commencer par mettre l'enfant au régime lacté, presque à la diète, pendant un jour ou deux. Les vermifuges proposés sont assez nombreux. On donne, en général, de la fougère mâle associée avec du calomel ou de la scammonée. On ne donnera jamais aux enfants de peltiérine ni d'écorce de grenadier car il peut en résulter des accidents.

Contre l'ascaris, le remède est le semen-contra ou la santonine.

Les oxyures sont très difficiles à faire partir. Le plus simple est de donner des lavements d'eau bien sucrée (cinq grammes pour cent). Ensuite on fera boire du carbonate de bismuth, environ cinq grammes mélangés dans l'eau.

Il existe un vermifuge universel c'est le thymol. Il est recommandé de donner de 50 centigrammes à 2 grammes (suivant l'âge), en poudre le matin. Pendant les heures suivantes, l'enfant ne prendra que de l'eau. On recommencera trois jours de suite.

Les vermifuges ne sont pas sans danger et on ne saurait les employer sans que le médecin n'ait examiné l'enfant pour voir s'il peut les supporter et sans qu'il ait prescrit la dose utile.

MALADIES DE FOIE

Il n'est pas rare de trouver des maladies de foie chez les enfants; généralement elles viennent compliquer d'autres maladies en cours. Elles se traduisent par la diminution des urines, qui prennent une couleur foncée, brune, acajou, un peu de jaunisse et des matières décolorées, très blanches. La jaunisse est très fréquente chez le nouveau-né; beaucoup plus rare par la suite. On l'observe surtout chez les enfants débiles nés avant terme. La cause n'en est pas bien connue. La fièvre n'est pas constante. Il peut y avoir des vomissements. La maladie n'est pas toujours grave, bien que la mort survienne environ dans un tiers des cas. La guérison s'obtient par un allaitement bien réglé ou un peu de diète hydrique, du calomel, du sulfate de soude, de l'eau de Vichy et des lavages d'intestin, froids.

Les calculs des voies biliaires, bien que très rares chez l'enfant, sont cependant possibles. Il faudra y penser devant des crises douloureuses faisant soupçonner l'appendicite.

MALADIES DU NEZ

Chez le nourrisson, les affections du nez sont particulièrement graves, car à cet âge-là on ne sait pas respirer par la bouche et un rhume de cerveau bien simple peut provoquer l'asphyxie ou tout au moins empêcher l'enfant de prendre le sein.

Les affections nasales se propagent avec facilité à la gorge, au larynx, aux oreilles.

Tout d'abord le petit malade éternue. Sa voix et son cri changent de tonalité. Chez l'enfant plus grand on observe des maux de tête. Des narines s'écoulent des glaires parfois purulentes, verdâtres, qui irritent la peau au voisinage de l'orifice et facilitent l'apparition de rougeurs, de gourme, et même d'érysipèle. L'affection peut se propager aux yeux et aussi aux méninges. On peut rencontrer ces maladies à l'état chronique.

Sans qu'on puisse vraiment dire que ce sont des maladies graves, il ne faut pas les négliger, vu les risques auxquels elles exposent.

Le traitement consistera à mettre dans chaque narine, trois ou quatre fois par jour, de l'huile de vaseline goménolée, camphrée ou résorcinée. Se méfier du menthol chez les enfants, il peut causer des spasmes, de la suffocation et des évanouissements.

On peut aussi insuffler au moyen d'un petit tube de papier, un peu d'acide borique en poudre, de la résorcine, ou mieux cette poudre que je prescris si souvent :

Aristol	2 gr. 50
Sous-nitrate de bismuth . .	2 gr. 50

Il vaut mieux ne pas employer les lavages du nez, si à la mode il y a encore peu de temps. Ils sont dangereux, sans utilité réelle.

ANGINES ET DIPHTÉRIE

Les angines sont des affections s'attaquant au fond de la gorge et surtout aux amygdales; rares avant un an, elles sont fréquentes pendant toute l'enfance. Certains sujets présentent une véritable prédisposition.

En général cela commence par de la fièvre, une agitation, du délire, même des convulsions, ou au contraire de l'abattement. Jusqu'à cinq ans il est rare que l'enfant se plaigne de souffrir en avalant. Il pleure seulement quand on veut lui faire remuer la tête.

Le fond de la gorge paraît rouge, gros, très souvent recouvert d'un enduit crémeux.

Il faudra se méfier d'une diphtérie possible (voir plus loin).

Certaines angines aboutissent à des ulcérations de la gorge, des fausses membranes, des plaques de gangrène, des phlegmons du cou.

Selon les cas c'est une maladie bénigne ou bien une affection grave entraînant la mort.

Il faut mettre dans chaque narine quelques gouttes d'huile goménolée ou camphrée puis on fera, trois fois par jour au moins, de grands lavages de gorge à l'eau bouillie dans laquelle on aura mis un peu de borate de soude (5 grammes pour cent) ou de l'eau de Javel (une cuillerée à café par litre). Dans certains cas, il est nécessaire de donner un vomitif, d'appliquer des compresses chaudes et humides sur le devant du cou, de badigeonner la gorge avec du miel mélangé à du jus de citron, etc.

Voici comment on doit faire un lavage de gorge. Il faut prendre un bock à injections très propre, et même bouilli. On le garnit avec la solution indiquée. On met une serviette autour du cou de l'enfant, on lui penche la tête au-dessus d'une cuvette et, s'il ne veut pas ouvrir la bouche, on lui tient le nez bouché. En ce cas il vaut mieux être deux personnes, l'une qui tiendra l'enfant, l'autre qui fera le lavage. La personne chargée du lavage pincera le bout du tube de caoutchouc entre ses doigts et dirigera le jet sur les côtés de la gorge, absolument comme on dirige le jet d'une lance d'arrosage. Il faut éviter de doucher le milieu car on provoque des vomissements.

Quand il y a un enduit crémeux, il faut le détacher au moyen d'un tampon d'ouate enroulé autour d'une baguette, après quoi on trempera le tampon dans l'eau; si l'enduit se désagrège, c'est une *angine pultacée*, sans gravité; si l'enduit reste comme une petite peau homogène, il faut soupçonner la *diphtérie* dont tout le monde connaît aujourd'hui la gravité, puisque c'est elle qui cause le *croup*.

L'angine pultacée simple guérit assez vite si

l'on maintient l'enfant au chaud et si l'on fait des lavages, comme j'ai dit, qu'il faudra compléter avec des badigeonnages à la glycérine iodée.

L'angine diphtérique, bien spéciale, est due aux microbes de la diphtérie, ce redoutable ennemi qui tue tant d'enfants en causant le croup.

La diphtérie est surtout fréquente de deux à sept ans et apparaît au printemps et à l'automne.

Tout ce qui affaiblit y prédispose, c'est une maladie très contagieuse. Elle est caractérisée par l'apparition d'une fausse membrane grise, verdâtre, tapissant le fond de la gorge et pouvant s'étendre au nez ou au larynx.

Elle commence insensiblement par des malaises, une fièvre légère; le mal de gorge est nul ou insignifiant, tout au plus une légère rougeur. Au bout de vingt ou trente-six heures, l'amygdale rouge et gonflée, montre un point blanc, facile à détacher. C'est le début de la fausse membrane, qui s'étale de proche en proche. Dès le deuxième ou troisième jour, tout le fond de la gorge est tapissé par une couenne blanche, lisse, bleuâtre, grisâtre ou jaunâtre. On la détache non sans peine, ni sans faire quelquefois couler un peu de sang. Dès le début apparaissent des glandes fermes, grosses comme un œuf de pigeon, douloureuses, qu'on sent dans le haut du cou, derrière l'angle de la mâchoire.

Quelquefois la fièvre est plus forte. L'enfant s'en montre très abattu. En huit à douze jours la guérison est complète, mais la convalescence est longue.

La maladie n'a pas toujours des caractères aussi nets, et devant toute angine, il est prudent de se méfier de la diphtérie et d'appeler le médecin. Il est des formes très toxiques qui causent la mort en un jour ou deux. Il y a des angines diphtériques, à allure maligne et évolution très rapide. L'enfant atteint de la diphtérie doit être isolé, et tous les objets dont il se sert, son linge, la pièce où il couche seront désinfectés. La déclaration à la Préfecture est obligatoire. Les personnes qui approchent le malade devront prendre les mêmes précautions que celles dont il a été question au chapitre de la variole.

L'isolement durera en moyenne trois semaines.

Il faut, matin et soir, et dans le milieu de la journée, faire des lavages de gorge à l'eau bouillie contenant une cuillerée d'eau de Javel par litre et mettre quelques gouttes d'huile goménolée dans les narines. On fera sucer dix ou douze pastilles de sérum anti-diphtérique desséché, ou on insufflera dans les narines du sérum anti-diphtérique en poudre. Il faut laisser le médecin juge du moment où il conviendra d'injecter du sérum anti-diphtérique.

Depuis l'invention de ce sérum, la guérison s'obtient presque toujours. On soutiendra les forces en donnant du lait et, suivant l'âge, quelques potages, des fruits cuits, de la confiture, etc..., etc..., on se trouvera bien de pratiquer tous les jours ou tous les deux jours, un lavement froid.

CROUP

Le croup n'est autre que l'extension de la diphtérie au larynx. Généralement il succède à une angine diphtérique. On se rend compte du danger que peut représenter la formation d'une membrane dans le larynx, c'est-à-dire à l'entrée des voies respiratoires. Depuis qu'on fait des piqûres de sérum, la maladie a beaucoup changé dans son aspect et sa gravité. Je vais d'abord faire une description du croup, tel qu'il se manifeste quand il n'est pas soigné.

Il commence par une toux rauque, sourde, éteinte, survenant par quintes fréquentes et courtes, allant en se raréfiant. Après un peu d'enrouement, la voix finit par devenir tout à fait éteinte. La respiration se trouble, l'enfant suffoque; il aspire l'air avec efforts. Bientôt la suffocation est permanente et il survient des accès d'étouffements brusques. On voit souvent l'enfant s'asseoir sur son lit, il a les yeux brillants, le visage violet, le corps couvert de sueur. A la naissance du cou et à la poitrine, la peau se creuse sous les efforts qui sont faits pour aspirer de l'air. L'accès dure cinq à dix minutes, très pénible, et bientôt se termine par le rejet d'une membrane. Cela se reproduit toutes les trois ou quatre heures avec une violence croissante. Enfin, la suffocation est permanente. Dans ses efforts, le malade fait un bruit dans le fond de sa gorge que Trousseau a comparé au grincement d'une scie sur une pierre. L'angoisse est extrême. L'asphyxie est imminente, les extrémités refroidissent, la respiration s'affaiblit, le pouls se ralentit et c'est la mort.

Il y a des formes plus longues, qui tuent en douze jours, et des formes foudroyantes qui apportent la mort en un ou deux jours.

La maladie peut parfois guérir, mais elle expose à des complications très sérieuses.

Autrefois, le croup tuait dans la proportion de

80 à 90 0/0 des cas. Actuellement, les décès sont tombés à 20 0/0.

Il convient, au moindre doute, d'appeler le médecin d'urgence, en lui faisant dire pourquoi. Il n'est pas toujours facile de discerner le croup vrai et le faux croup.

On connaît en effet, une maladie appelée *laryngite striduleuse*, ou *faux croup* qui peut prêter à confusion. La chose est importante car la laryngite striduleuse est beaucoup moins grave.

Le croup a un début lent et progressif, le faux croup débute brusquement, sans prévenir, au milieu de la nuit.

Le croup commence par de la toux, la voix et les cris changent de tonalité, la suffocation apparaît lentement, elle progresse, persiste entre les crises.

Dans le faux croup, la suffocation est le premier symptôme et se montre tout de suite violente; la toux, la voix, le cri, sont rauques, bruyants, mais dans l'intervalle des accès, reprennent leur tonalité normale.

Je ne peux vraiment indiquer de traitement. Il n'en est qu'un : l'injection de sérum et c'est au médecin de l'appliquer.

Dans les cas graves, il faut s'attendre à ce que

le médecin ordonne un *tubage* ou une *trachéotomie*; ces deux interventions ont pour but d'empêcher l'enfant d'étouffer, en lui procurant la possibilité d'aspirer de l'air malgré les membranes qui bouchent le larynx. Pour le tubage, on introduit dans le larynx un tube en argent qu'on laisse entre les cordes vocales; c'est le procédé de choix pour les malades que l'on peut surveiller. Quand on se trouve dans des conditions qui empêchent la surveillance, on pratique la trachéotomie, c'est-à-dire qu'on introduit une canule en argent, dans le conduit par où l'air pénètre dans les poumons, au moyen d'une incision, d'une entaille que l'on fait au milieu du cou.

SPASME DE LA GLOTTE

Voici un accident qui s'observe entre deux et quinze mois, plus souvent chez les garçons que chez les filles, dans les pays froids du Nord. Il s'agit le plus souvent d'enfants rachitiques, placés dans de mauvaises conditions hygiéniques, descendant de parents nerveux.

C'est un accès brusque se produisant le jour ou la nuit. Il commence par un sursaut de la poitrine, une sorte de hoquet, suivi d'une inspiration sonore, longue, puis de petites inspirations saccadées, incomplètes, de plus en plus courtes, après quoi se produisent des expirations allant en diminuant. Pendant la crise, la figure pâlit et bleuit, cela dure quelques secondes ou quelques minutes, après quoi, le tout revient à l'état normal.

Dans les grands accès, la respiration se suspend, et c'est une asphyxie véritable; la figure exprime l'angoisse mortelle, le corps est couvert de sueur, on croit que l'enfant va mourir, mais au bout de quelques secondes tout tombe brusquement, et revient à l'état normal. Ces accès peuvent s'accompagner de convulsions et se terminer par la mort subite. On ne connaît pas encore bien la cause de la maladie. En pareil cas, il faut déshabiller l'enfant, lui fouetter la poitrine et le front avec des serviettes trempées dans l'eau froide, ou bien on lui mettra des compresses chaudes sur le cou, des cataplasmes sinapisés; on le trempera dans les bains chauds à la farine de moutarde. Il est quelquefois nécessaire de faire de la respiration artificielle.

Les enfants sujets à ces spasmes devront être surveillés au point de vue de l'hygiène, envoyés au grand air et à la campagne, traités par des calmants et surtout par des enveloppements dans des draps mouillés tièdes, pendant vingt à trente minutes.

BRONCHITES. — BRONCHO-PNEUMONIE

Les mêmes causes produisent les bronchites que chez les adultes. Cette inflammation des bronches est toujours inquiétante avant cinq ans et surtout au-dessous de deux ans car on sait qu'elle engendre souvent des broncho-pneumonies mortelles.

J'ai déjà dit que la bronchite accompagnait la rougeole. Il y a des bronchites diphtériques. Il faut envisager la coqueluche. Bien souvent elles viennent compliquer les affections gastro-intestinales.

Il y a une forme légère et une forme grave. Dans les deux cas, la maladie commence par du rhume de cerveau et de l'enrouement. Généralement cela débute par de la fièvre, puis une toux sèche, quinteuse. Dans les cas légers, la toux devient grasse. Ne pas oublier qu'avant cinq ou six ans, les enfants ne savent pas cracher les mucosités qui encombrent leur poitrine dans la bronchite. Au bout de quelques jours, la fièvre tombe et les symptômes s'améliorent.

Dans les formes graves, la toux du début est

bientôt suivie de phénomènes de congestion avec de la fièvre s'élevant à plus de quarante degrés.

Le diagnostic ne peut être fait que par l'auscultation.

Tout enfant qui tousse doit être maintenu au lit, dans une chambre bien aérée, à une température de 16 à 18°. On nettoiera le nez en y mettant des gouttes d'huile goménolée ou d'huile camphrée. Il faut placer sur la poitrine des cataplasmes sinapisés et des ventouses, ou de la teinture d'iode fraîche. Chez les jeunes enfants dont la peau ne supporterait pas la teinture d'iode, il faut frictionner avec la pommade suivante puis mettre une bonne couche de coton cardé :

Iodure de potassium . . .	6	grammes
Iode	1	—
Extrait de ciguë	3	—
Axonge benzoïnée	50	—

(Pommade, usage externe).

Dans les cas graves, il faut mettre des enveloppements humides et baigner l'enfant toutes les quatre heures.

Pour faire un *enveloppement humide*, on enveloppe le thorax avec une serviette trempée dans de l'eau froide et exprimée; on recouvre avec une pièce de toile imperméable ou de taffetas gommé; enfin, on maintient le tout par une pièce de lingerie fixée au moyen d'épingles de sûreté. Quand la toux est grasse et si l'enfant est vigoureux, on dégage la poitrine en donnant un vomitif sous forme de sirop d'ipéca : une cuillerée à café. toutes les cinq minutes, suivie d'un peu d'eau tiède, jusqu'à l'apparition des vomissements.

Pour calmer les quintes de toux et terminer la bronchite, on donnera à l'enfant, toutes les deux heures, une cuillerée à café, ou une cuillerée à bouche suivant l'âge de la préparation bien connue suivante :

Sirop de Desessartz.	de chaque 60 grammes
Sirop de Tolu. . . .	

On peut donner des tisanes de quatre fleurs, de fruits pectoraux, ou de violettes.

La broncho-pneumonie tient une grande place dans les maladies de l'enfance. On entend par ce nom une inflammation en masse de tout le bloc des poumons. La maladie atteint principalement les enfants âgés de moins de deux ans. Elle s'observe encore jusqu'à cinq ans, après cinq ans c'est une rareté. Les cas se produisent au printemps, en automne et surtout en hiver. Il semble bien que le froid joue un rôle très important. On observe de véritables épidémies. La broncho-pneumonie succède le plus souvent à un rhume de cerveau, une bronchite banale, ou encore c'est une des complications les plus fréquentes des diverses maladies infectieuses : rougeole, coqueluche, grippe, diphtérie, affections gastro-intestinales, gourme, eczéma, abcès, etc...

Elle s'annonce par une gêne respiratoire intense, une toux fréquente, de la fièvre, et un pouls très rapide (cent soixante à cent quatre-vingts pulsations à la minute). Si on applique l'oreille sur la poitrine, on entend un bruit intense que Récamier a appelé : bruit de tempête. Le mal fait des progrès rapides, il aboutit à l'asphyxie : le corps est couvert de sueurs visqueuses, les extrémités se refroidissent; il y a des convulsions et c'est la mort en deux ou trois jours.

Il y a des formes dont le début est plus lent et plus trompeur. La fièvre peut manquer chez des enfants débiles. Dans certains cas, cela peut traîner huit jours. La guérison, bien que rare, s'observe, mais alors la convalescence est longue. On peut craindre à ce moment diverses complications qui mettront de nouveau la vie en péril (pleurésies, gangrène pulmonaire, abcès du poumon, néphrites, méningites, etc...).

Pour éviter la broncho-pneumonie, on recommande de faire très attention à toutes les maladies de l'appareil respiratoire. Il faut isoler les jeunes malades dans une pièce bien aérée, où l'on fera évaporer constamment de l'eau dans une casserole placée sur une lampe à alcool. On donnera des bains tous les jours et on savonnera la peau. Il faut mettre autour des jambes des bottes formées avec une grande feuille de coton cardé que l'on entoure dans des journaux, le tout maintenu par un lien enroulé, peu serré.

Le meilleur remède sera l'emploi des bains chauds, tièdes, ou frais selon les cas, et les enveloppements humides de la poitrine, pratiqués comme je l'ai dit précédemment.

Quelquefois il est nécessaire de donner de l'alcool, du quinquina, du café, etc...

Toute bronchite aiguë peut devenir chronique et exposer à la tuberculose.

Un médecin, seul, saura faire la différence entre les diverses affections des poumons : pneumonie, tuberculose, emphysème, fluxion de poitrine, etc...

COQUELUCHE

La coqueluche s'observe à tout âge, plus particulièrement chez les enfants. Rare avant six mois, elle sévit surtout de deux à cinq ans.

Il n'y a pas de saison pour la coqueluche; les épidémies ont lieu à toute époque et frappent principalement la classe pauvre et les milieux qui ont une mauvaise hygiène. On sait comme elle est contagieuse.

Les récidives sont exceptionnelles et tout sujet qui en a été atteint est immunisé pour le restant de ses jours; sauf quelques exceptions très rares.

Il est classique de considérer trois périodes :

Dans la *première période*, après six à sept jours de malaises, l'enfant est pris de rhume de cerveau, de toux, d'enrouement, avec un peu de fièvre l'hiver. Peu à peu, au bout de huit jours environ, la maladie se caractérise : la toux, plus fréquente, plus saccadée prend l'allure de quintes et s'accompagne de temps à autre d'une inspiration bruyante, sifflante.

A la *deuxième période*, la fièvre tombe mais la quinte, très spéciale à la coqueluche, éclate avec ses caractères classiques, sans cause apparente, ou bien à la suite d'une émotion, d'une course, d'un mouvement pour avaler, d'une pression sur le devant du cou, etc. Quand le malade ressent des picotements dans la gorge, il sait bientôt que c'est le signe avant-coureur de la toux, aussi il reste immobile et retient sa respiration; mais la quinte a lieu quand même. Elle commence par une toux, bruyante, brusque, suivie d'une série de petites toux de plus en plus rapides, silencieuses, convulsives, enfin, ces secousses s'arrêtent et, pendant dix à quinze secondes, le malade reste la poitrine contractée, immobile comme s'il allait suffoquer; alors, il fait une inspiration profonde, longue, convulsive, musicale, et l'accès est terminé. Durant la quinte, l'enfant, immobile, s'accroche au premier point d'appui qu'il rencontre sous sa main; ses yeux sont rouges, brillants, il a la figure violacée, souvent bouffie, marquée d'une expression d'anxiété poignante.

En général, la quinte se reproduit complète vingt-cinq ou trente fois de suite et se termine par le rejet de crachats abondants, mousseux, filants, transparents, incolores; les vomissements ne sont pas rares.

La quinte de coqueluche n'a pas toujours ce caractère aussi net; on peut se trouver en présence de formes atténuées où la toux est remplacée par des éternuements ou une sorte de hoquet.

Les accès se répètent avec plus ou moins de fréquence. D'après Trousseau, dix à vingt accès dans les vingt-quatre heures constituent les cas légers. Les cas graves en comportent quarante à cinquante. Quand il y en a plus de soixante, la vie est en danger.

Entre les accès, le malade se sent fort bien, il semble même en bonne santé. Dans les cas sérieux il persiste de la fatigue de l'abattement, et un visage bouffi. Presque toujours le cœur bat très rapidement.

La coqueluche suit son cours en s'aggravant pendant trois ou quatre semaines, puis reste stationnaire pendant quelques jours et s'achemine assez rapidement vers la guérison.

La *troisième période* est celle du retour à la santé. Elle dure de dix à vingt jours. Pendant ce temps les accès diminuent de fréquence, la toux apparaît plus grasse et les crachats deviennent jaunes.

En moyenne, la coqueluche dure en tout de six à huit semaines, mais il est des cas qui ne persistent pas plus de huit jours alors qu'on en voit d'autres qui traînent trois, quatre, cinq mois et même plus.

En toussant, l'enfant projette sa langue au dehors. C'est à cette action que l'on attribue la présence d'une ulcération du frein sous la langue, à peu près constante, apparaissant dans la deuxième ou la troisième semaine.

Les jeunes enfants, sous les efforts de la toux, peuvent lâcher leur urine ou leurs matières et il y en a qui contractent des hernies ou la chute du fondement.

Les saignements de nez, les larmes de sang, les taches de sang répandues sous la peau, etc., tous ces accidents ne sont pas rares.

La coqueluche est redoutable parce qu'elle expose à des complications graves, notamment à la tuberculose, à la méningite, aux convulsions, etc.

La plupart des décès attribuables à la coqueluche, sont dus à la broncho-pneumonie. Ils sont beaucoup plus nombreux au-dessous de deux ans qu'au-dessus. Ils sont exceptionnels après cinq ans.

Il faut isoler les coquelucheux tant qu'ils ont des quintes. Il est obligatoire de déclarer la maladie à la Préfecture. Les enfants ayant vécu au voisinage d'un coquelucheux doivent être isolés et considérés comme suspects ; on ne les remettra en contact avec d'autres enfants que si, au bout de quinze jours, ils n'ont présenté aucun signe capable de laisser soupçonner la coqueluche.

Le traitement varie suivant les cas. Il est recommandé, en général, de maintenir l'enfant dans une chambre bien aérée, à température douce, entre 17 et 18°. Il sera mieux au lit. Si on possède un jardin et qu'il fasse beau, on transportera sous un arbre le malade dans son lit. Si l'on peut, on aura une chambre pour le jour et une autre chambre différente pour la nuit.

Les bains à 35° seront donnés tous les jours ou tous les deux jours.

Il ne faut pas craindre une alimentation substantielle; si les accès sont fréquents, on se contentera de repas peu copieux mais nombreux avec un peu de café chaud, très utile contre les vomissements.

On fera respirer à l'enfant de la vapeur d'une infusion bouillante d'eau contenant des feuilles d'eucalyptus. Il existe un grand nombre de remèdes mais la plupart ne sont pas fameux. Les plus actifs sont des substances toxiques qui ne peuvent être prescrites que par un médecin. Au moment des crises, on dégagera le cou et le haut de la poitrine que l'on frictionnera sans brutalité.

Le changement d'air, qu'il est classique de

recommander, n'est bon qu'à la troisième période. On choisira une campagne boisée dans un climat tempéré. Arcachon est particulièrement indiqué. Si la bronchite persiste on aura recours à la Bourboule ou au Mont-Dore. Il n'y a pas longtemps qu'on a préconisé de faire, dans la fesse, des injections d'éther sulfurique. Il n'y a pas à vrai dire de traitement efficace nettement classé. Il faudra s'en rapporter aux indications du médecin.

ASTHME

Chez le jeune enfant, l'asthme est bien souvent confondu avec d'autres maladies. Il est beaucoup plus fréquent qu'on ne le croit et peut débuter dès les premiers mois. C'est une maladie de la classe riche qui s'observe surtout chez des enfants d'asthmatiques, des descendants de goutteux, de nerveux, d'obèses, de diabétiques. On retrouve, chez ces enfants, des parents atteints de gravelle, de migraines, de certains eczémas; des hystériques, neurasthéniques, épileptiques, fous, etc...

La maladie intervient le plus souvent à l'occasion d'un rhume de cerveau, d'une laryngite, d'une bronchite, d'une grippe ou bien de végétations adénoïdes.

L'accès, est caractérisé par des spasmes. Il ne débute pas brusquement, la nuit en pleine santé, sans qu'on s'y attende, comme chez l'adulte. L'enfant qui fait de l'asthme est généralement malade depuis quelques jours; il est pâle, abattu, quand il a une attaque, il respire avec peine, il se cramponne aux objets à portée de sa main, son visage est violacé, anxieux; il n'a pas de fièvre, mais sa respiration est sifflante, pénible à entendre. Il reste ainsi pendant un jour ou deux, avec des moments d'accalmie et des périodes de recrudescence pendant lesquelles il semble que l'enfant va étouffer.

L'accès d'asthme se répète à intervalles variables pendant plusieurs années. Cette maladie peut guérir, et d'autant mieux qu'elle s'est manifestée de bonne heure. Généralement l'asthme de l'enfant disparaît à la puberté. On peut dire qu'il ne provoque jamais la mort, pourtant il favorise des complications très graves.

Pendant l'accès, on maintiendra le malade assis dans son lit, la fenêtre ouverte, avec des feuilles de ouate saupoudrées de farine de moutarde, enroulées comme des bottes autour des pieds et des jambes.

Au début, un vomitif suffit parfois pour tout

arrêter. C'est pour cela qu'on donne du sirop d'ipéca, une cuillerée à café toutes les dix minutes suivie d'une cuillerée à soupe d'eau tiède jusqu'au vomissement.

Les médecins possèdent un certain nombre de calmants qu'il faut employer judicieusement suivant les cas. L'enfant asthmatique doit vivre à la campagne, dans un climat sec et tempéré, à une moyenne altitude. Il faut l'habituer aux changements brusques de température. L'hydrothérapie, sagement conduite, finira par lui faire supporter les douches froides nécessaires.

Il est classique de donner de l'iode ou de l'arsenic, puis d'envoyer les malades à la Bourboule, au Mont-Dore, aux Eaux-Bonnes, à Cauterets, Luchon, Uriage, etc... Ordinairement le séjour au bord de la mer est plutôt mal supporté. Une bonne précaution, dont ne peut retirer que des bénéfices, c'est de faire examiner les petits asthmatiques par des médecins spécialistes de la gorge, du nez et des oreilles. Des végétations adénoïdes, des corps étrangers du conduit de l'oreille, des grosses amygdales, peuvent être la cause de la crise d'asthme. Il faudra aussi penser au rôle possible des parasites de l'intestin et aux troubles du tube digestif.

MALADIES DE COEUR

Les enfants ont des maladies de cœur de deux sortes : les unes sont les résultats de malformations avec lesquelles l'enfant vient au monde; les autres apparaissent au cours de l'existence et sont dues surtout à des maladies infectieuses.

Le diagnostic a besoin de l'oreille exercée d'un médecin. Il n'est pas toujours facile à faire, d'autant plus que le retentissement sur l'état général est loin d'être très marqué. Il y a un peu d'essoufflement, des palpitations, des maux de tête.

Il faut savoir que, normalement, le cœur de l'enfant a tendance à battre très vite pour la moindre cause : une colère, une émotion, etc...

Fréquemment aussi, on rencontre des enfants dont le pouls est très lent; c'est souvent un caractère héréditaire. Contre ces états, il faut agir par l'hydrothérapie, la gymnastique respiratoire, le massage.

Certaines anomalies de structure se révèlent par l'absence des battements du cœur à la place habituelle, des palpitations, ou une teinte violacée très prononcée, de tout le corps (c'est ce qui se produit dans la *maladie bleue* due à la communication anormale qui se fait dans le cœur entre le sang artériel et le sang veineux. De tels malades n'ont jamais un sang pur et toute leur peau est positivement bleue. Ils vivent peu de temps, rarement jusqu'à la puberté).

Quand un enfant est atteint d'une maladie infectieuse quelconque; principalement de rhumatismes, il peut en ressentir une atteinte du côté du cœur. Sur le moment, la chose n'est généralement pas très grave, mais comme il y a tendance à la création d'un état chronique, le malade devient très fragile, infirme et il meurt avant d'atteindre l'âge adulte. La meilleure chose à faire est d'essayer de modifier la constitution de l'enfant, de l'endurcir par de l'hydrothérapie, de la culture physique prudente, bien réglée et un régime alimentaire convenable.

MÉNINGITES

La méningite est une maladie due à l'arrivée de microbes dans les méninges, c'est-à-dire dans cette enveloppe membraneuse qui revêt la moelle épinière et le cerveau d'une sorte de maillot continu. Cette maladie est particulièrement grave et fréquente dans le jeune âge; on l'observe surtout au-dessous de quatre ans. Il semble y avoir une prédisposition du fait que les parents sont des nerveux ou des alcooliques.

On discerne habituellement d'une part, des méningites tuberculeuses, et d'autre part, les méningites non tuberculeuses, parmi lesquelles la forme la plus importante est la méningite cérébro-spinale épidémique.

La *méningite tuberculeuse* n'est, le plus souvent qu'une propagation aux méninges, d'une tuberculose établie déjà auparavant en un point quelconque de l'organisme.

Maintes fois elle apparaît à la suite d'une maladie qui lui a donné comme un coup de fouet. Elle sévit surtout en hiver et au printemps, à la suite des broncho-pneumonies, coqueluches, rougeoles, gastro-entérites, ou d'une intervention chirurgicale visant à soigner une tuberculose osseuse ou à enlever des ganglions tuberculeux, etc... Bien souvent, les malades sont des enfants qui paraissaient en bonne santé, qui se mettent à maigrir, sans fièvre et sans cause appréciable, ou bien qui ont de légers accès de fièvre le soir; parfois ils présentent des troubles digestifs vagues, des vomissements, de la constipation. Leur caractère change, ils deviennent tristes, abattus, se mettent en colère et sont émotionnés pour peu de chose.

Ils se plaignent de maux de tête; quand ils sont au lit ils ont des cauchemars, leur sommeil est agité, interrompu par des réveils brusques, ou bien ils sursautent et même ne parviennent pas à se rendormir. Cet état dure une quinzaine de jours, quelquefois plus, ou deux ou trois mois avec des périodes d'intensité variable. Puis, un jour la fièvre apparait, irrégulière, ne dépassant guère 38° à 39°; les maux de tête deviennent plus pénibles, plus constants, accrus par le bruit, la lumière. On observe des vomissements faciles, sans efforts, coïncidant avec une constipation opiniâtre et un ventre creux; ce qu'on appelle le *ventre en bateau.*

Les médecins dénomment : *trépied méningitique* l'ensemble caractéristique de ces trois symptômes qui doit faire penser à une méningite tuberculeuse en évolution : *maux de tête, vomissements, constipation.*

Puis les maux de tête et les vomissements cessent au bout de quelques jours, mais on voit apparaître une torpeur que rien n'interrompt : l'enfant reste sur le côté, couché en chien de fusil, immobile, la tête plongée sous les couvertures et la figure toujours tournée vers le côté de son lit opposé à la direction de la fenêtre. Quand on le dérange, il grogne, il geint, et se retourne obstinément dans la position première. Il y a quelquefois un délire doux et tranquille, quelquefois mais plus rarement ce délire est violent et passager, prenant des caractères d'hallucinations ou de délire religieux. Les convulsions se localisent aux membres ou simplement aux yeux. Il y a de la raideur de la nuque et de tout le dos, les mâchoires restent serrées, les yeux louchent et fuient la lumière, etc..... l'amaigrissement est très rapide. Le pouls, d'abord agité, devient lent et irrégulier, tandis que la fièvre persiste avec des écarts mais ne dépassant pas trente-neuf degrés. Cet état persiste quelques jours; on peut même croire un moment à une amélioration, le malade reste étendu sur le dos, les yeux fixes et grand ouverts, mais il n'a conscience de rien et paraît insensible même à la douleur; il tombe dans une sorte de paralysie qui ne lui permet plus de retenir ses urines et ses matières. Dans d'autres cas, au contraire, la vessie paralysée s'oppose à la sortie de l'urine. Bien souvent il y a du hoquet, la température s'abaisse au-dessous de la normale. Enfin, un jour, la température remonte à 40°, 41°, la respiration est très rapide, l'enfant est dans le coma et meurt par asphyxie, parfois avec des convulsions.

La méningite tuberculeuse dure environ trois semaines : elle n'a pas toujours la marche que je décris, mais elle s'en rapproche. Certaines formes peuvent passer inaperçues et causer la mort subite en quelques heures.

La difficulté du diagnostic demande l'intervention du médecin qui cherchera une certitude en prélevant, par une piqûre dans la région du dos, un peu du liquide qui baigne le cerveau et la moelle pour le faire examiner au microscope.

Jusqu'à présent, la méningite tuberculeuse doit être considérée comme une maladie mortelle, qui ne pardonne pas ; il est probable même que les quelques guérisons rapportées n'ont eu lieu que parce qu'il ne s'agissait pas d'une méningite tuberculeuse véritable.

Il est d'usage de maintenir une vessie de glace sur la tête, de donner du calomel à doses faibles répétées, des lavements froids, des bains et une alimentation liquide.

Depuis que l'on connaît les méningites non tuberculeuses, on se rend compte qu'elles sont bien plus fréquentes que les premières et que les méningites tuberculeuses par contre, sont plus rares.

Suivant le microbe, suivant la région du système nerveux central les formes et les traitements varient

On a l'habitude de donner pour base de descriptions le type de la *méningite non tuberculeuse* causée par un microbe : le *méningocoque.*

Cela commence brusquement comme une infection généralisée : frissons, fièvre, courbature, diarrhée, saignements de nez, maux de tête, vomissements, convulsions, délire, etc.....

En vingt-quatre ou trente-six heures, la maladie se révèle. Les maux de tête sont intenses, on voit le pauvre petit pousser des gémissements et porter sans cesse sa main à son crâne.

Les membres peuvent rester contracturés, mais c'est surtout la nuque et le dos qui se raidissent; certains sujets deviennent raides comme une planche, au point qu'il est loisible de les soulever en entier, d'une pièce, rien qu'avec la main passée sous la nuque.

Quand la cuisse est fléchie sur le ventre il devient impossible d'étendre la jambe, de la redresser sur le genou.

Il y a, bien souvent, des convulsions généralisées ou partielles, semblables à l'épilepsie. Le délire est assez rare. Là aussi, l'enfant fuit la lumière. Les vomissements ne durent pas plus de deux jours. La température, parfois normale, est le plus souvent assez élevée.

On est assez vite renseigné sur les suites probables de cette méningite, car l'amélioration ou l'aggravation se manifeste rapidement.

Il convient d'isoler le malade et de prendre des mesures de désinfection comme celles que j'ai décrites précédemment pour la variole.

Depuis 1906, on sait que le remède est l'injection de *sérum anti-méningococcique* qui doit être poussée dans la colonne vertébrale, en plein dans le canal qui contient la moelle épinière. Plus le traitement sera précoce, mieux cela vaudra; il faut des doses fortes et les répéter plusieurs fois.

Le médecin injecte de quinze à trente centimètres suivant l'âge, matin et soir s'il le faut et tous les jours aussi.

Ce sérum a fait baisser considérablement la mortalité. On y associe l'effet des bains chauds. L'enfant sera maintenu au lit, dans une pièce à moitié obscure, avec une vessie de glace sur la tête et des feuilles de ouate enroulées en bottes autour des jambes. On donne aussi des purgatifs, des petites doses de calomel et des lavages d'intestin.

CONVULSIONS

Voici un symptôme assez fréquent qui effraye beaucoup les familles. Si, parfois, cette crainte est justifiée, souvent aussi il n'y a pas à s'inquiéter beaucoup car, avec son système nerveux si délicat, l'enfant réagit par des convulsions pour des causes multiples dont quelques-unes sont anodines.

On observe des convulsions à la suite de coups sur le crâne, ou bien parce qu'il s'est produit un épanchement de sang dans le cerveau, qu'il y a une méningite, une tumeur du cerveau, etc..... Plus fréquentes sont les convulsions dues à une intoxication alimentaire, à une infection du tube digestif, à un empoisonnement par quelques substances dangereuses comme il y en a sur les jouets, ou les bonbons. Dans d'autres cas, c'est une manifestation d'épilepsie ou d'hystérie.

Exceptionnelles avant un mois, les convulsions sont l'apanage de la première enfance et ne se rencontrent plus guère après sept ou huit ans. Prédisposés, semblent-il, sont les enfants dont les parents ou les frères et sœurs ont eu des convulsions et surtout ceux dont le père et la mère sont des épileptiques, des alcooliques, des syphilitiques, des hystériques, etc...

On a pas encore pu déterminer aujourd'hui les causes qui mettent en branle les convulsions. On est arrivé cependant à définir nettement les causes suivantes : dentition, vers intestinaux, corps étrangers de l'oreille, du nez, piqûres d'épingles, brûlures, vésicatoires, pierres dans l'appareil urinaire, débuts de maladies infectieuses (pneumonie, broncho-pneumonie, scarlatine, variole), affections du tube digestif, constipation, entérites, coqueluche, usage du café, du thé, de l'alcool, de certains médicaments, par la nourrice ou par l'enfant lui-même).

Les convulsions commencent brusquement. Elles s'étendent à tout le corps qu'elles agitent de mouvements désordonnés, ou bien ne se manifestent qu'à la face qui se met à grimacer ou bien à un des membres, généralement un membre supérieur. Les malades ne font qu'un accès unique; d'autre fois il y a plusieurs crises répétées à intervalles variables, quelques minutes ou quelques heures, durant un ou deux jours. En général, la guérison termine ces crises, cependant il y a des cas de mort par asphyxie, dus à la contraction de la gorge ou par arrêt du cœur. Il peut en résulter, pour longtemps, des lésions définitives : idiotie, déviation des yeux, paralysies, etc.

On n'est pas encore très bien fixé sur les rapports qu'il y a entre les convulsions et l'épilepsie, il y a cependant une corrélation manifeste.

Au moment d'une crise de convulsions, on doit déshabiller l'enfant, lui maintenir la tête haute, lui frapper doucement le corps et la figure avec une serviette mouillée dans l'eau froide; on peut lui faire respirer quelques gouttes d'éther, mais, ce qui réussit le mieux, c'est de le mettre dans un bain à 35° pendant 25 minutes, ou bien de le rouler dans un drap mouillé. Enfin, il ne faudra jamais oublier d'administrer un lavement purgatif dont l'effet est parfois immédiat.

Quand la crise est passée, on veillera à maintenir le petit malade au grand air; on lui fera suivre une bonne hygiène, à base d'hydrothérapie, et, si l'âge le permet, on lui fera pratiquer une culture physique sagement conduite.

Les convulsions des enfants ne sauraient être soignées par des remèdes de bonne femme et, s'il est inutile de s'alarmer trop vite, par contre, on ne devra pas négliger d'appeler son médecin et de le prévenir d'urgence par une petite lettre où on lui expliquera de quoi il s'agit.

ENFANTS URINANT AU LIT

Nombreux enfants urinent au lit ou, comme disent les médecins, sont atteints d'*incontinence nocturne des urines*.

C'est parfois une véritable infirmité, relevant d'un très grand nombre de causes, les unes graves, les autres faciles à guérir. Parmi les plus répandues je citerai : l'épilepsie, l'hystérie, les vices de conformation de l'appareil urinaire certaines lésions des reins ou de la vessie (tuberculose, tumeurs, calculs parasites, etc.).

Mais le plus souvent, chez les enfants, c'est une affection bien particulière, se manifestant de préférence la nuit, sans que, jusqu'à présent, il ait été possible de l'attribuer à une lésion définie.

Dans cette forme spéciale d'incontinence dite : *incontinence essentielle*, l'enfant se retient quand il est éveillé alors que la nuit l'urine s'échappe comme d'un réservoir indépendant de la volonté.

Ce fut J.-L. Petit qui, le premier, semble s'être soucié de cette désagréable infirmité.

Pour lui, il fallait considérer trois formes distinctes : 1° Les incontinences des enfants paresseux qui ne bougent pas quand le besoin les prend; 2° l'enfant qui ne se réveille pas et mouille ses draps sans en avoir conscience; 3° l'enfant qui pisse en rêve contre un mur ou dans un vase et inonde son lit.

Normalement, les nourrissons lâchent leurs urines dix à quinze fois par jour. Ils n'ont aucun contrôle sur cette émission. Il n'y a pas à s'inquiéter jusqu'à l'âge de deux ans et demi; par la suite, on doit considérer qu'il y a lieu de soigner le sujet comme un malade.

Il y a des cas d'enfants propres qui, soudain, sans cause apparente, ou à la suite d'une frayeur ou d'une maladie, se mettent à souiller leur lit.

Il n'y a pas d'heure fixe. La quantité d'urine est souvent considérable; il peut y avoir en même temps rejet involontaire des matières fécales. La peau imprégnée d'excréments ne tarde pas à rougir et à s'enflammer.

Le plus souvent, ce sont des sujets en bonne santé mais présentant quelques signes de dégénérescence; dents inégales, mal plantées, voûte du palais creusée comme l'ogive d'une cathédrale, oreilles mal faites, organes génitaux mal conformés, etc.

L'intelligence est normale bien que souvent on ait affaire à des petits paresseux apathiques et insouciants. La guérison intervient d'elle-même, sans traitement, vers l'âge de quinze ans, mais il y a des cas qui persistent jusqu'à vingt-cinq ou trente ans. C'est un des procédés auxquels ont recours les simulateurs d'instruction primitive qui cherchent à se faire réformer du service militaire. Les médecins le savent bien et ne s'y laissent pas prendre.

Il n'existe pas de remèdes, malgré ce que prétendent certains charlatans qui exploitent la crédulité publique par des annonces dans les journaux.

On cherchera d'abord à relever la santé, souvent moins brillante qu'on ne croit. Le séjour au bord de la mer donne d'excellents résultats.

Pour empêcher l'acidité des urines, il faut défendre tout aliment animal, à part le lait. On évitera de coucher l'enfant tout de suite après le repas du soir, et on prendra soin de lui mettre une boule d'eau chaude aux pieds dans son lit.

On a beaucoup vanté le traitement par la suggestion hypnotique. Il réussit, c'est exact, mais on a de nombreuses observations prouvant qu'à la suite, l'enfant devient la proie de névroses d'ordre hystérique.

C'est un tort que d'espérer guérir l'enfant en le battant, en le menaçant ou en lui faisant peur.

Toutes ces méthodes sont d'une pédagogie exécrable et dangereuse.

Il vaut mieux s'armer de patience, habituer l'enfant, le jour, à garder longtemps ses urines, le réveiller la nuit, une ou deux fois, pour le mettre sur le vase.

Trousseau recommandait de donner, avant de mettre l'enfant au lit, tous les soirs, une pilule de un centigramme d'extrait de belladone.

Comby est partisan des enveloppements du corps dans un drap mouillé dans l'eau froide, un quart d'heure ou une demi-heure avant de coucher l'enfant.

Certains remèdes, comme la cantharide sont dangereux.

Il est un remède qui eut une grande vogue, ce sont les pilules Grimaux dont voici une formule analogue :

Limaille de fer	2 gr. 50
Ergot de seigle	0 — 30
Sucre	Q.S.

Pour 10 pilules, à prendre une avant de dormir.

Dans d'autres circonstances, on obtient un bon résultat chez les petits garçons en faisant une petite pointe de feu à l'extrémité de la peau qui recouvre l'organe génital. L'électricité est d'un excellent effet.

CALCULS URINAIRES

Il n'est pas rare du tout qu'un enfant ait des calculs ou, comme on disait jadis, des pierres, dans les reins ou la vessie.

Dès les premières semaines de la vie, l'accident peut se rencontrer. Il est assez fréquent dans la première année, plus rare à deux ans, plus souvent chez les garçons que chez les filles.

Il n'y a aucun rapport, semble-t-il avec une maladie analogue chez les parents. Ce sont, presque chaque fois, des enfants mal nourris, élevés au biberon, mis à une alimentation trop substantielle, ayant des troubles de l'estomac ou de l'intestin.

Lorsqu'il s'agit d'enfants plus âgés, on note au contraire l'influence incontestable de l'hérédité; mais toujours, ce sont des enfants dont les digestions sont mauvaises, parce qu'ils mangent trop, des mets trop riches, qu'ils boivent peu et ne font pas assez d'exercice. C'est une maladie de la classe aisée, plus fréquente en ville qu'à l'hôpital, se montrant chez des sujets faisant déjà des accidents d'arthritisme : migraines, asthme, urticaire, obésité, etc.

Bien souvent, les calculs de l'appareil urinaire passent inaperçus. Quelquefois, l'expulsion des calculs provoque des douleurs et alors ce sont des cris, des pleurs et même des convulsions, des vomissements et de la fièvre.

Plus tard, la constatation de sable dans le fond d'un vase de nuit, met sur la voie du diagnostic. Il peut même se produire du sang dans les urines.

Cette maladie n'est pas immédiatement grave; on ne peut pas dire qu'elle ait jamais causé la mort mais, cependant, il faut y faire très attention car elle peut persister indéfiniment et constituer une menace pour l'âge adulte.

C'est surtout l'hygiène qui évitera la formation de calculs. C'est pourquoi il est tant recommandé de donner le moins de viande possible, et même pas du tout, pas de vins généreux, pas d'épices, pas d'œufs dans le jeune âge. L'enfant doit vivre au grand air, éviter tout surmenage aussi bien physique qu'intellectuel. Il faudra l'habituer aux tubs froids, et aux frictions sèches.

Les remèdes proposés sont nombreux mais l'efficacité variable. Tout le monde connaît actuellement les vertus particulières de certaines stations thermales : Vittel, Contrexeville, Evian, Vichy, etc.

MEMBRES CASSÉS ET DÉMIS

Les jeunes enfants sont souvent victimes de menus accidents tels que : déboîtement d'un membre ou fracture d'un os. Je ne peux entrer dans le détail particulier de chaque manifestation de ce genre mais je veux dire tout de suite que les parents ne doivent pas s'alarmer plus qu'il ne convient. Le squelette des enfants est peu résistant car les os ne sont pas encore bien durs. C'est ainsi qu'on observe, dans le jeune âge, un accident bien spécial qui ne se produit pas à l'âge adulte et qu'on appelle : le *décollement épiphysaire*.

Aux points où les os des membres vont se renfler pour former les jointures, existe une région cartilagineuse dans laquelle se fait l'accroissement de l'os. C'est là le point faible. Qu'un enfant vienne à tomber en fausse position ou, ce qui est le plus fréquent, qu'en jouant il fasse un effort disproportionné, qu'il s'accroche à quelque saillie en relief, ou que, pour le faire sauter, une personne adulte le tire par la main, etc., la zone cartilagineuse se déchire, il y a un véritable décollement entre le segment long de l'os et la surface renflée qui fait la jointure. On peut croire que l'os est cassé. Le décollement épiphysaire se produira de préférence au déboîtement d'une articulation.

Dans d'autres circonstances, l'os peut être cassé par un choc direct ou, parce qu'une violence extérieure, en exagérant sa courbure, l'a cassé comme une branche d'arbre que l'on briserait sous son pied.

Le diagnostic n'est pas toujours facile à faire. A l'heure actuelle, nous possédons la précieuse ressource d'un examen aux rayons X. Il n'est plus permis aujourd'hui, de ne pas s'adresser à l'épreuve radiographique.

Malheureusement, dans le public, on se heurte trop souvent à une opinion ridicule qui nie aux médecins toute compétence pour soigner un membre démis ou cassé. On voit les bonnes gens accourir d'abord chez quelque charlatan, rebouteur, toucheur, individus sans instruction ni conscience qui appliquent aveuglément quelques principes d'une routine empirique dont ils ont hérité jadis. Quand ces gens-là obtiennent un succès quelconque, le résultat en est proclamé au loin. Par contre les insuccès sont soigneusement cachés. On ne compte pas le nombre d'estropiés devenus infirmes, incurables, par suite des pratiques criminelles des rebouteurs, que d'autres appellent aussi rhabilleurs. La plus simple logique, pourtant, devrait faire comprendre que, de même qu'on ne confierait pas sa montre à réparer à quelqu'un qui n'a jamais ouvert un boîtier, on ne doit pas demander le rétablissement d'un membre cassé à des gens qui ne peuvent pas connaître l'anatomie puisqu'ils n'ont jamais disséqué un corps humain. Seuls, les médecins, pour leurs études sont autorisés à disséquer un cadavre. Ils savent la délicatesse et la précision admirable de notre machine humaine. C'est parce qu'ils connaissent toute la difficulté et toute l'importance d'un traitement bien fait, qu'on les voit hésiter avant d'entreprendre la manœuvre utile ou de construire l'appareil qui procurera une guérison et évitera les infirmités.

Chez les enfants, le problème est assez simple, car les os ont une vitalité extraordinaire. Un membre cassé est presque toujours soudé en quinze jours. Il suffit, la plupart du temps, de maintenir le membre en bonne position par quelque bandage de toile, au besoin, en le soutenant avec des attelles en carton, en bois ou avec un appareil silicaté. L'appareil plâtré n'est presque jamais nécessaire. Si l'on veut obtenir une prompte et bonne guérison, on demandera surtout le secours d'un bon masseur qui massera tous les jours et fera faire au membre des mouvements de gymnastique spéciaux prévus selon les cas.

TROUBLES DE CROISSANCE

Le squelette souffre d'altérations diverses attribuées à des causes d'ordre général que l'on ne connaît pas encore complètement.

La croissance dépend, avant tout, de l'alimentation, de la qualité et de la quantité de la nourriture, de l'aération et de l'hygiène ; mais elle dépend aussi de l'hérédité. Les éleveurs connaissent bien ces questions à propos des animaux. Si les fonctions digestives ont une grande importance, il ne faut pas oublier l'influence du système nerveux pas plus que l'action de ces glandes, dont le rôle n'est connu que depuis quelques années, et qu'on appelle : *glandes à sécrétion interne*, organes encore mystérieux, mais dont l'importance apparaît chaque jour plus grande, tels que : le corps thyroïde, les capsules surrénales, l'hypophyse, (ou glande pinéale), les ovaires, les testicules, etc.

En dehors de cela, on met presque tout sur le compte du rachitisme.

Il y a des observations qui semblent bien se rapporter à un rachitisme congénital.

On a classé certaines maladies spéciales dont la connaissance est toute moderne, par exemple : l'*achondroplasie* qui diminue l'accroissement des membres sans toucher le tronc et aboutit à la formation de ces nains que l'on voit dans les cirques, avec des membres courts, une grosse tête à front saillant et un nez aplati, ressemblant à des chiens bassets.

D'autres nains, bouffis et disgracieux, généralement idiots sont atteints de *myxoedème*.

Certains enfants ont un squelette d'une fragilité extraordinaire. Ils se brisent un membre pour une action des plus simples; en donnant une gifle, en passant un vêtement, en boutonnant un gant, etc. On cite par exemple le fait d'une fillette, qui, à dix ans, en était à sa quarante et unième fracture. On ne sait pas la cause de cette fragilité osseuse. Les fractures, en ce cas, guérissent très vite et parfois sans laisser de traces. La maladie semble s'atténuer à l'âge adulte.

Dans d'autres circonstances, on voit des enfants dont le squelette est accru d'excroissances anormales, plus ou moins volumineuses, véritables tumeurs de l'os, dont on ne connaît pas l'origine.

Le *rachitisme*, dont j'ai déjà parlé, est une maladie du nourrisson. C'est lui, qui, la plupart du temps, est cause des troubles de croissance et de la déformation du squelette.

Une autre maladie, encore mal connue, du moins quant à ses causes, est la *scoliose* qui s'attaque à la colonne vertébrale et cause les bossus. Elle est rare chez l'enfant. C'est à peu près toujours une difformité du sexe féminin, visible surtout pendant l'adolescence et certainement aggravée, sinon causée, par des mauvaises attitudes de l'enfant à l'école.

Toutes ces maladies de croissance du squelette ne sont pas incurables. On obtient de très beaux résultats en donnant au petit malade des extraits de la glande qui fonctionne mal; puis on surveille l'hygiène, le sujet doit vivre au grand air, au bord de la mer ou à la campagne, avec une nourriture réglée, sobre en viande, sans vin, ni cidre, ni bière, ni alcool. La boisson sera uniquement de l'eau, pas de thé, pas de café, pas de chocolat. J'ai déjà exposé combien il fallait craindre l'influence du chocolat sur la croissance.

Hydrothérapie, grand air, régime végétarien,

voilà les grandes règles à suivre, si l'on veut un développement harmonieux du corps de l'enfant. Par la suite, il faudra y ajouter une culture physique bien réglée. Malheureusement, l'engouement justifié pour la culture physique entraîne des abus regrettables. La culture physique, on l'oublie trop, est un remède, et comme tel, si elle fait du bien, peut faire du mal lorsqu'on s'en sert inconsidérément et avec excès.

Les sports ne doivent pas être pratiqués avant l'âge de la puberté. Il est ridicule de pousser aux sports des enfants qui n'ont pas treize ans. Dans le jeune âge, et principalement jusqu'à six ans, il faut laisser les enfants s'ébattre en liberté, jouer, courir, crier, comme de petits animaux. Mais pourtant il y a lieu de les surveiller car jouer ne veut pas dire se livrer à de véritables crises de convulsions désordonnées.

Je ne peux entrer dans le détail de l'hygiène de l'enfant à l'école car cela dépasserait le cadre de cet ouvrage. La loi admet qu'on ne doit pas admettre un enfant à l'école avant l'âge de six ans. Les crèches sont plutôt des garderies d'enfants où des maîtres dévoués s'ingénient à éveiller les jeunes intelligences, sans les fatiguer.

En grandissant, les enfants ont parfois des douleurs dites : *douleurs de croissance*. On les observe principalement à l'âge de la puberté; elles peuvent s'accompagner de fièvre.

Il est indiqué, en pareil cas, de garder l'enfant au lit, au repos.

Il ne faudra pas confondre les douleurs de croissance avec une maladie parfois bien grave dont je vais parler : l'*ostéomyélite*.

OSTÉOMYÉLITE

C'est surtout une maladie des adolescents, mais on peut l'observer à tout âge de l'enfance, surtout à la suite de maladies infectieuses.

C'est une infection qui frappe l'os, surtout les os des membres et particulièrement ceux des membres inférieurs, dans laquelle on rencontre indifféremment, tous les microbes connus.

Il se forme des abcès à la surface ou à l'intérieur de l'os, capables de fuser vers les articulations ou de s'ouvrir au dehors.

Il y a des formes aiguës, à évolution foudroyante, et des formes lentes, prolongées.

Si, parfois, on peut relever une inoculation directe au siège de l'ostéomyélite, parfois aussi, il est impossible de déterminer comment l'abcès est venu se former; mais en ce dernier cas, c'est presque toujours une attaque spéciale d'une maladie infectieuse : fièvre typhoïde, pneumonie, rougeole, variole, diphtérie, scarlatine, etc.

La maladie apparaît souvent à la suite d'un coup, d'une fatigue, d'une marche prolongée et éclate sur un sujet en pleine santé.

L'enfant est soudain souffrant, il se couche, il dort mal, s'agite, et se met à se plaindre d'un point douloureux en un endroit précis, généralement à la jambe et près du genou; la douleur augmente vite, devient intolérable, la moindre secousse, le moindre mouvement, arrachent des cris. En même temps la fièvre éclate, tout de suite à 40°, avec perte d'appétit, constipation, langue sale, et même délire.

Au point douloureux on ne tarde pas à voir apparaître un gonflement. Le membre reste immobile; la peau se garde presque toujours blanche ou à peine rosée, à l'inverse de ce qui se produit en cas d'abcès superficiel où la peau ne tarde pas à devenir d'un rouge vif.

L'attaque infectieuse peut quelquefois s'arrêter et guérir mais, le plus souvent, elle prend une forme grave et même foudroyante. On connaît des morts survenues en 48 et même 36 heures.

Si l'on n'y pense pas, on peut très bien croire qu'il s'agit d'une fièvre typhoïde, tellement les signes deviennent graves.

Il peut se produire plusieurs foyers répartis sur d'autres points du corps.

Le traitement consiste en une intervention chirurgicale. Il n'en est pas d'autre et c'est la seule chance de salut à laquelle il faut recourir sans hésitation car, plus elle sera précoce, moins elle sera grave et plus la guérison sera rapide.

Dans les formes chroniques, à évolution lente, la vie est moins menacée, mais il faut craindre des infirmités et l'opération, sans danger, reste la seule indication possible; on ne devra pas trop s'attendre à des résultats définitifs, car il persiste presque toujours des fistules qui n'en finissent pas. Aujourd'hui les chirurgiens sont armés pour tarir de pareilles fistules, par une deuxième intervention pratiquée après un intervalle plus ou moins long.

TUBERCULOSE OSSEUSE

La tuberculose semble avoir une prédilection pour les os et les articulations des enfants.

Elle est, bien souvent, mais pas toujours, une maladie due à la misère, à l'alcoolisme des parents, à la malpropreté du logis insalubre et trop étroit, à une alimentation insuffisante.

L'influence de l'hérédité est à peu près rejetée aujourd'hui. On admet que la contagion se fait, dans le milieu familial, d'un parent tuberculeux à un enfant prédisposé.

Les maladies générales, et surtout la rougeole, donnent un coup de fouet à la tuberculose. Un coup, une entorse, favorisent la localisation de la maladie en un point précis.

Le médecin, aidé du laboratoire, est seul capable d'affirmer si nous sommes en présence de tuberculose.

Le traitement comporte deux indications principales. Il sera médical et chirurgical.

Médicalement, en dehors des règles de l'hygiène que je ne vais pas répéter, on donne de l'huile de foie de morue, à condition qu'elle soit bien digérée. On la remplacera au besoin par une sardine à l'huile écrasée avec du beurre.

L'alimentation sera réglée, selon les cas, mais jamais elle ne devra aboutir à la suralimentation. Le gavage méthodique des malades, qui a été si longtemps à la mode, a déjà causé trop de victimes. L'eau, la lumière, une vie en plein air avec une alimentation végétale agrémentée de lait, de

16

miel, de beurre, de fruits se rapprochant de ce qu'on a pu appeler : « la vie du pâtre à la montagne », voilà les vrais remèdes.

La tuberculose osseuse se guérit par le séjour au bord de la mer avec des bains d'air, de soleil et, si on le peut, des bains de mer.

Certains sujets ne supportent pas le climat marin, on les enverra dans les stations thermales salines de montagne.

Le traitement chirurgical est encore assez discuté. Doit-on ou ne doit-on pas intervenir en cas de tuberculose osseuse? Oui et non; tout dépend des circonstances. Si la lésion est bien limitée, petite, si l'enfant est résistant ou bien s'il y a une fistule qui coule et que, dans tous les cas, l'on puisse opérer en tissus sains, sans faire trop de dégâts et sans toucher les lésions tuberculeuses, oui, l'opération est à conseiller. Dans le cas contraire, il faut absolument s'en abstenir et l'on comprendra la raison, si l'on se souvient de ce que j'en ai dit à propos des méningites tuberculeuses qui sont si souvent la conséquence fatale d'une intervention chirurgicale sur des ganglions ou des os tuberculeux.

La tuberculose osseuse de l'enfant aboutit à la formation de diverses maladies, dissemblables en apparence, par leur forme, la fièvre, leurs symptômes, mais semblables par leurs causes. De cet ordre sont : les tumeurs blanches, le mal de Pott et les coxalgies.

La guérison de ces maladies sera d'autant plus facile et plus rapide à obtenir que, le diagnostic étant précoce, le traitement aura été plus vite commencé. Si les grands enfants sont le plus souvent atteints, ces maladies ne sont pas rares du tout dans le jeune âge et on doit y penser, même si l'enfant est en état apparent de bonne santé, lorsqu'il est un peu fiévreux chaque soir, que son caractère est grognon, qu'il répugne à jouer, à se déplacer et qu'il se plaint de douleurs constantes en un point précis du squelette, boite, qu'il se plie mal, qu'il manque de souplesse. Que de malheurs on éviterait, que d'argent on économiserait, si l'on savait se résigner à aller consulter son médecin quand il est temps, dès les premiers symptômes suspects, au lieu d'attendre que le mal soit déjà installé en maître ! L'enfant, souvent, ne sait pas définir sa souffrance ; c'est pourquoi il faut, pour lui, redoubler de prudence.

SAINT-DENIS. — IMP. J. DARDAILLON.

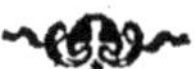

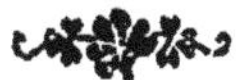

Un beau livre !

Vous qui avez vécu la vie tragique du combattant !
Vous dont l'époux, le fils, le frère fut frappé !
Vous pour qui l'ère effroyable fut une perpétuelle angoisse !

Vous lirez, *avec un recueillement ému et une admiration sans borne* **l'Œuvre incomparable**

dédiée par Louis VUILLEMIN

A l'Attitude Magnifique du Soldat de la Grande Guerre.
A la Mémoire de son long et douloureux Calvaire

CE LIVRE MANQUE A VOTRE FOYER!
COMMANDEZ AUJOURD'HUI MÊME

L'Héroïque Pastorale

« *VARIATIONS AU GRAND AIR* »

par Louis VUILLEMIN

PRÉFACÉ PAR ROLAND DORGELÈS

Seul un vibrant artiste pouvait, comme y a réussi Louis Vuillemin, donner à ses impressions, au seuil du carnage, le relief saisissant par lequel il entraîne l'émotion.

Lire *L'Héroïque Pastorale*, c'est communier avec tous les cœurs meurtris par la guerre, avec la morne misère des tranchées, avec les affres fébriles du blessé, avec la sensibilité même du combattant dans ses alternatives de joie et de douleur.

Ces « *Variations au grand air* », ces visions vécues, loyalement observées, noblement senties, admirablement écrites, forment un des rares ouvrages de guerre qui resteront **toujours d'actualité.**

Un beau volume. . . . . 6 fr. 75
Franco recommandé. . . 7 fr. 50

www.ingramcontent.com/pod-product-compliance
Ingram Content Group UK Ltd.
Pitfield, Milton Keynes, MK11 3LW, UK
UKHW020546180726
13838UKWH00001B/66